ELETROCARDIOGRAFIA E A DOENÇA CORONARIANA NA

EMERGÊNCIA

Editores da
SÉRIE MEDICINA DE EMERGÊNCIA

- **Frederico Arnaud** - **Emilyanne Arnaud** - **Lucas Arnaud**
- **André Arnaud** - **Davi Arnaud**

ELETROCARDIOGRAFIA E A DOENÇA CORONARIANA NA EMERGÊNCIA

Autores
- **Frederico Arnaud**
- **Isnard Lúcio Melo Nascimento** - **Camilla Sauer Melo Miranda**

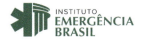
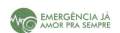

Eletrocardiografia e a Doença Coronariana na Emergência
- Frederico Arnaud ■ Isnard Lúcio Melo Nascimento ■ Camilla Sauer Melo Miranda

Produção editorial
Projeto gráfico
Diagramação
PRESTO | Catia Soderi

© 2021 Editora dos Editores

Todos os direitos reservados. Nenhuma parte deste livro poderá ser reproduzida, sejam quais forem os meios empregados, sem a permissão, por escrito, das editoras. Aos infratores aplicam-se as sanções previstas nos artigos 102, 104, 106 e 107 da Lei nº 9.610, de 19 de fevereiro de 1998.

Editora dos Editores
São Paulo: Rua Marquês de Itu, 408 - sala 104 – Centro.
             (11) 2538-3117
Rio de Janeiro: Rua Visconde de Pirajá, 547 - sala 1121 – Ipanema.
                 www.editoradoseditores.com.br

Impresso no Brasil
Printed in Brazil
1ª impressão – 2023

Este livro foi criteriosamente selecionado e aprovado por um Editor científico da área em que se inclui. A Editora dos Editores assume o compromisso de delegar a decisão da publicação de seus livros a professores e formadores de opinião com notório saber em suas respectivas áreas de atuação profissional e acadêmica, sem a interferência de seus controladores e gestores, cujo objetivo é lhe entregar o melhor conteúdo para sua formação e atualização profissional.
Desejamos-lhe uma boa leitura!

Dados Internacionais de Catalogação na Publicação (CIP)
(Câmara Brasileira do Livro, SP, Brasil) âmara Brasileira do Livro, SP, Brasil)

Arnaud, Frederico
    Eletrocardiografia e a doença coronariana na emergência / Frederico Arnaud, Isnard Lúcio Melo Nascimento, Camilla Sauer Melo Miranda ;[editores Frederico Arnaud...[et al.].-- 1. ed.-- São Paulo : Editora dos Editores, 2023.-- (Série medicina de emergência)
    Outros editores: Emilyanne Arnaud, Lucas Arnaud, André Arnaud, Davi Arnaud.

Bibliografia.
ISBN 978-85-85162-61-0

1. Coronárias- Doenças- Diagnóstico. 2. Coronárias- Doenças- Fatores de risco 3. Coronárias- Doenças - Tratamento 4. Eletrocardiografia 5. Emergências médicas I. Nascimento, Isnard Lúcio Melo. II. Miranda, Camilla Sauer Melo. III. Arnaud, Frederico. IV. Arnaud, Emilyanne. V. Arnaud, Lucas. VI. Arnaud, André. VII. Arnaud, Davi. VIII. Título. IX. Série.

23-144056
CDD-616.1207547
NLM-WG-140

Índices para catálogo sistemático:
1. Doenças coronárias : Eletrocardiograma : Ciências médicas   616.1207547
Aline Graziele Benitez - Bibliotecária - CRB-1/3129

SOBRE OS EDITORES DA SÉRIE

Frederico Arnaud

- Médico Emergencista – ABRAMEDE

- Médico Intensivista – AMIB

- Especialização em Neuro Intensivíssimo – Hospital Sírio Libanes

- Mestre em Ciências Médicas – UNIFOR

- Doutorando em Saúde Coletiva – UNIFOR

- Prof. de Medicina de Emergência – UNIFOR

- Fundador e coordenador da Residência de Medicina de Emergência do Ceará.

- Fundador da ABRAMEDE – Associação Brasileira de Medicina de Emergência.

- Fundador e Presidente do IEB – Instituto Emergência Brasil.

Emilyanne Arnaud

- Professora da Universidade de Fortaleza – UNIFOR

- Mestre em Ciências Médicas – Universidade de Fortaleza (UNIFOR)

- Doutoranda em Saúde Coletiva – Universidade de Fortaleza (UNIFOR)

- Residência médica em Clínica Médica – Universidade Federal do Ceara (UFC)

- Residencia em Anestesiologia – Universidade Federal do Ceará (UFC)

- Título de especialista em Terapia Intensiva (AMIB),

- Pós Graduação em Psicoterapia Psicanalítica pela Escola de Psicoterapia Psicanalítica de Fortaleza

- Psicanalista em formação pela Sociedade Psicanalítica de Fortaleza – Associação Psicanalítica Internacional – (IPA).

Lucas Arnaud

- Médico pela Universidade Federal do Ceara (UFC)
- Residência de Anestesiologia pela Universidade de Sao Paulo (USP)
- CEO do Instituto Emergência Brasil

Andre Arnaud

- Graduando em Medicina pela Universidade de Fortaleza – UNIFOR
- CEO do Instituto Emergência Brasil

Davi Arnaud

- Graduando em Medicina pela Universidade de Fortaleza – UNIFOR
- CEO do Instituto Emergência Brasil

SOBRE OS AUTORES

Frederico Arnaud

- Médico Emergencista – ABRAMEDE

- Médico Intensivista – AMIB

- Especialização em Neuro Intensivíssimo – Hospital Sírio Libanes

- Mestre em Ciências Médicas – UNIFOR

- Doutorando em Saúde Coletiva – UNIFOR

- Prof. de Medicina de Emergência – UNIFOR

- Fundador e coordenador da Residência de Medicina de Emergência do Ceará.

- Fundador da ABRAMEDE – Associação Brasileira de Medicina de Emergência.

- Fundador e Presidente do IEB – Instituto Emergência Brasil.

snard Lúcio Melo Nascimento

- Médico formado pela Universidade Federal do Ceará – 1975

- 1° Lugar no concurso público federal do Ministério da Saúde para Medicina Intensiva – Ceará

- Cardiologista pela Sociedade Brasileira de Cardiologia

- Arritmologista pela Sociedade Brasileira de Arritmia

- Atuou na Unidade de Terapia Intensiva Coronariana do hospital de Messejana – Dr. Carlos Aberto Studart Gomes – Ceará.

- Atuou na Unidade de Terapia Intensiva Pós Operatória de cirurgia cardíaca do hospital de Messejana – Dr. Carlos Aberto Studart Gomes – Ceará.

- Atuou no ambulatório de marcapasso e arritmias cardíacas do hospital de Messejana – Dr. Carlos Aberto Studart Gomes – Ceará.

- Atuou no Pronto Atendimento e sala de Parada cardiorrespiratória da Emergência hospital de Messejana – Dr. Carlos Aberto Studart Gomes – Ceará.

- Professor de Eletrocardiograma da Residência de Medicina de Emergência do Estado do Ceará.

- Professor de Eletrocardiograma do Internato de Emergências Cardiopulmonares do Estado do Ceará.

- Descrição sucinta do conteúdo, das características textuais (clareza, didática, organização), bem como da qualificação do autor para tratar da temática desta obra:

- Descreve os principais aspectos eletrocardiográficos da doença coronariana com as respectivas sintomas clínicos demonstrando a base fisiológica do processo.

Camilla Sauer Melo Miranda

- Médica Clínica Geral Atuante no Departamento de Emergência Cardiopulmonar do Hospital de Messejana desde 2013

- Presente e Atuante nas Unidades de Terapia Intensiva – Covid do Hospital de Messejana desde 2020 – Presente.

- Graduação em Medicina Universidade de Fortaleza (Unifor)

- Pós-Graduação Lato Senso em Medicina Intensiva (AMIB)

- Pós-Graduando em Medicina de Emergência – Faculdade Ide 2022 – Presente

DEDICATÓRIA

 s autores dedicam essa obra aos familiares pelo o apoio, por serem compreensivos e nos estimularem ao crescimento pessoal e profissional.

PREFÁCIO

A doença coronária é uma das principais causa de morte em todo o mundo. O ECG faz parte do seu diagnóstico e, muitas vezes, define ações e procedimentos. Exame centenário, ele vai do simples ao complexo em curto espaço de tempo e precisa ser desvendado com rapidez e exatidão. Na Medicina de Emergência, o reconhecimento de suas alterações é essencial para uma boa conduta, podendo salvar vidas e evitar sequelas.

Eletrocardiografia e a Doença Coronariana na Emergência traz um conjunto de orientações fundamentais para ajudar o Emergencista a definir com segurança sua conduta neste ambiente maravilhoso que é a Emergência. Conhecimento, rapidez e segurança são fundamentais para um atendimento de qualidade. Aproveitem esse conhecimento acumulado pelo Prof. Insnad Lucio, que muito tem contribuído para o aprendizado desse método.

Frederico Arnaud

Médico Emergencista
CEO do IEB — Instituto Emergência Brasil

SUMÁRIO

1. Bases eletrocardiograficas da isquemia miocardia 1

2. Aspectos morfológicos normais e patológicos
do segmento ST...7

    Limites normais do segmento ST 7

    Teoria do vetor da isquemia...12

    Limitações da eletrocadiografia na isquemia miocárdica 13

    Limitações nas variações anatômicas das artérias coronárias 14

    A estrutura geometrica do coração 15

    Cancelamento de forças vetoriais 15

3. Circulação coronariana 19

4. Aspectos clínicos do paciente com dor no peito................59

    Dor no peito não isquemica 60

    Embolia pulmonar 62

    Alterações específicas do ECG com AVC 65

5. Síndrome coronariana aguda...69

    Segmento ST mais proeminente em derivações precordiais e em AVL
da artéria ocluida 71

    Análise eletrocardiografica referente à oclusão da descendente anterior 73

Oclusão descendente anterior proximal a primeira diagonal
e primeira septal 74

Oclusão proximal descendente anterior a primeira diagonal,
 distal a primeira septal 74

Oclusão proximal da descendente anterior distal a primeira
septal e a primeira diagonal 75

Anatomia variante da oclusão proximal da descendente anterior
da primeira septal, porém distal primeira diagonal 75

Segmento ST mais proeminente em derivações inferiores
e ou laterais 76

Oclusão proximalmarginal da coronária direita 78

Oclusão distal a marginal da coronária direita....................... 79

Oclusãoda coronária direita longa 79

Oclusão proximal da circunflexa da obtusa marginal.............. 80

Oclusão obtusa marginal da circuflexa................................... 81

6. Extratificação de gravidade do segmento ST 83

7. Critério de risco na sindrome coronariana aguda envolvendo a parede ínfero lateral e ventrículo direito 85

8. Classificação da isquemia miocárdica 87

9. Abordagem do sitio de oclusão artéria coronariana 89

Sitio de oclusão da descendente anterior ST-V1-V2-V5-V6 90

Abordagem do supra do segmento ST nas derivações do ECG.................. 91

10. Oclusão do tronco da coronaria esquerda 95

11. Dados eletrocardiográficos adversos na evolução em curto ea longo prazo no infarto agudo 97

12. Isquemia silenciosa... 99

Tipo 1 99

Tipo 2 100

SUMÁRIO

13. Limites da onda Q normal.. 101

    Características de onda Q normal... 101

14. Mudanças de morfologias do QRS devido ao infarto do miocárdio 103

15. Limites de onda T normal 105

    Onda T em AVR e V1... 105

    Ondas T D2-D3-AVF 106

    Ondas T D1 e AVL... 106

16. Mecanismo eletrofisiológico da onda T isquêmica 107

    Onda T na fase crônica da doença coronariana 108

    Ondas T isquemicas agudas... 109

17. Sinal de Wellens 111

    Tipo-1 111

    Tipo-2 112

    Ondas T de Winter 112

    Ondas T isquêmicas sub endocardica 112

    Onda T isquemica sub endocardica fase hiperaguda................ 113

18. Equívocos nos diagnósticos na síndrome coronaiana aguda.. 115

    Casos mais frequentes de equívocos 116

    Supra do segmento ST em AV1 e AVL................................... 117

    Sub oclusão tronco da coronária esquerda............................. 118

    Oclusão total da coronaria esquerda 119

    Segmento ST elevado <1mm nas derivações inferiores ou ST elevado <2mm nas derivações precordiais.................... 119

19. Infarto do miocárdio com ondas "Q" e ou equivalentes 121

Critérios de infarto agudo com onda Q de necrose 122
Sitio anatômico correlacionado com as ondas Q 123
As mais frequentes limitações nas localizações na área de necrose 124
Padrão Q V1 e V2 infarto septal 124
Padrão Q V1 e V2 de V3 a V6 infarto antero apical 125
Padrão Q QS QR de V1 AV6 D1 AVL 125
Padrão Q – QSQR-QS - D2 - D3 - AVF - RS –RS- V1 - QR-V5-V6
e ou – QR, QRS em D1 e AVL 126

20. Os critérios de Sgarbossa – Smith para infarto agudo do miocárdio complicado 127

Critério de acurácia do ECG com bloqueio completo do
ramo esquerdo associado com infarto agudo do miocárdio 128

21. RCG 133

Tipos de roturas cardíacas 133
Rotura septal interventricular 134
Rotura de músculos papilares 135
Aneurisma ventricular 135

22. Arritmias ventriculares do infarto agudo 137

Ritmo idioventricular acelerado 138
Mortalidade do infarto agudo fase pré-hospitalar 138
Risco de arritmias fatais 139
Taquicardia ventricular polimórfica 139
Sinais eletrocardiograficos da reperfusão 140

23. Tako-tsubo 141

24. Infarto atrial 143

SUMÁRIO

25. Taquicardia ventricular 145

Critérios eletrocardiográficos para diferenciar entre taquicardia
ventricular e aberrancia de condução.. 146

Dissociação átrio ventricular 151

Padrões específicos complexos QRS de V1 a V6.. 151

26. Repolarização precoce 165

27. Hipotermia onda J de Osborn 169

EXTRA

ECGs cedidos pela chefia de Emergência
em Cardiologia do Hospital Messejana 173

Bibliografia 195

1

BASES ELETROCARDIOGRAFICAS DA ISQUEMIA MIOCARDIA

Nas décadas de 50 e 60 os conceitos estudados dos padrões da isquemia, injuria e necrose miocárdica observado no eletrocardiograma realizados pela comunidade científica, através dos estudos eletrofisiológicos em laboratórios de pesquisas básicas de eletrocardiografia na Escola de Cardiologia do México pelos autores Sodi-Palares, Rodriguez, Cabrera e tantos outros, usaram a técnica de oclusões com pinçamento nas artérias epicárdicas em animais anestesiados com tórax aberto e os eletrodos no saco pericárdico. Sob essas condições surgiram sequencias de mudanças nos padrões no eletrocardiograma em três estágios diferentes primeiro se manifestavam ondas T de polaridades negativas que foi interpretada como isquemia subendocárdica, mas tardiamente surgia elevação do segmento ST que foi chamado de "Injuria" termo que ainda é usado, mas que poderá ser mudado para isquemia transmural ou corrente de lesão, baseado no mecanismo eletrofisiológico. Tardiamente na sequencia surgiu à onda Q alargada e profunda de duração maior que 40ms considerada padrão de necrose miocárdica.

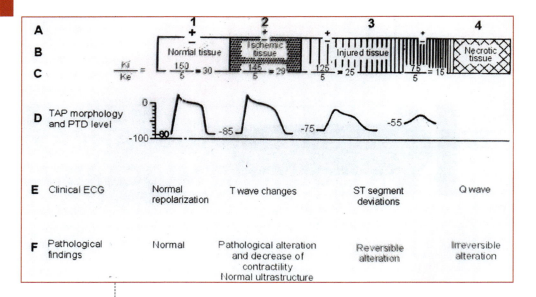

Figura 1.1. Relação das propriedades

O diagrama acima mostra a relação das propriedades elétricas, iônicas potássio intra e extra celulares e voltagens dos padrões morfológicos dos potenciais de ações tecido miocárdico normal e anormal com o eletrocardiograma, isquêmico, injuria e tecido necrótico.

O ECG realizado em laboratório de pesquisas básicas cardiológicas em animais com pinçamento de artéria descendente anterior proximal em tórax aberto é observado imediato são ondas T invertidas, simétricas nas precordiais e nas derivações no plano frontal.

Contudo da oclusão na descendente coronária epicárdica em seres humanos com o tórax fechado as sequências de mudanças temporal no eletrocardiograma foram diferentes. Inicialmente na fase hiper aguda, isto é, nos primeiros 40 minutos o registro eletrocardiográfico mostrava ondas T de polaridades positivas, simétricas apiculadas e de bases largas e a repolarização com o intervalo QT prolongado. Em seguida a este evento surgem imagens com elevações do segmento ST em graus e morfologias variadas, tanto imagens reais como em espelhos e foram denominadas corrente de lesão ou injuria miocárdica subepicárdica e são geradas como uma consequência da isquemia provocando baixa amplitude do potencial, lenta ascensão de duração prolongada do potencial de ação transmembrana na área afetada.

A depressão do segmento ST é um padrão que representa predominantemente a isquemia subendocárdica. Mais tarde no decorrer do procedimento surgiram os padrões eletrocardiográficos, do padrão de necrose miocárdica no ECG que é caracterizado por uma onda Q patológica de duração prolongada maior que 40ms, polaridade negativa na área afetada. O padrão do ECG da isquemia, corrente de lesão e necrose são de grande importância no diagnóstico e prognóstico na doença isquêmica miocárdica, esses padrões da onda T isquêmica do segmento ST e da

Figura 1.2.

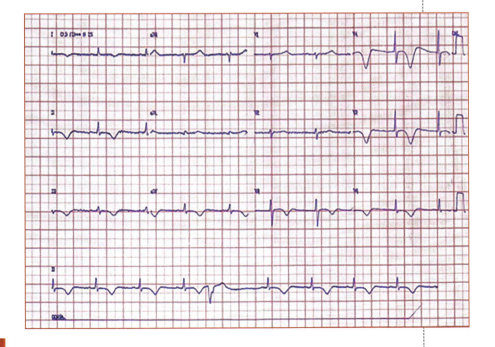

necrose miocárdica são registradas em diferentes derivações do ECG nas áreas afetadas, podem também ser registradas em derivações opostas, chamadas derivações em espelhos. Do ponto de vista clínico essas imagens em espelho serão consideradas uma evidencia de área de isquemia, injuria ou necrose que são geradas em alguma região do coração distante do eletrodo explorador.

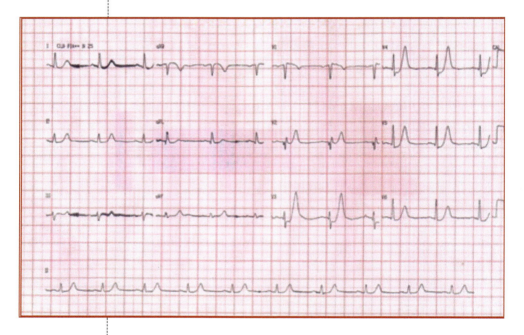

Figura 1.3.
Fase hiperaguda do infarto

O ECG mostra a fase hiperaguda do infarto nos primeiros 30 minutos do inicio da dor com o paciente de tórax fechado, mostrando as ondas T positivas, simetricas, pontiagudas e voltagens aumentadas de V2 a V6 e parede lateral alta e inferior traduzindo isquemia subendocardica, associada com corrente de lesão subendocardica sugerindo oclusão proximal da descendente anterior com suspeita da presença de ondas T de Winter.

BASES ELETROCARDIOGRAFICAS DA ISQUEMIA MIOCARDIA

Sinal de Winter ou onda T De Winter

Winter (2008): 2% dos pacientes com oclusão aguda da DA.

Veround (2009):

- Depressão do SST superior a 1mm no ponto J de V1-V6, na ausência de elevação do SST.
- Ondas T simétricas e altas.
- Elevação do SST (0,5-2mm) em a VR.
- Mulheres jovens e com hipercolesterolemia.

Atraso na condução pelo sistema de Purkinje tem sido proposto como possível explicação para esses achados.

Mecanismo eletrofisiológico desconhecido: canais de K-ATP?

2

ASPECTOS MORFOLÓGICOS NORMAIS E PATOLÓGICOS DO SEGMENTO ST

LIMITES NORMAIS DO SEGMENTO ST

O segmento ST será isoelétrico com deslocamento da linha de base 0,5mm, côncavo e os intervalos PR e TP são usados para referência da linha de base, o intervalo TP e/ou UP são pontos de maior referência da linha de base durante uma taquicardia ou uma onda U proeminente se esses intervalos não é claramente identificado usa-se o intervalo PR como referência da linha de base. É comum pensar que a elevação do segmento ST convexo ou retificado, é consistente síndrome coronariana aguda. As alterações morfológicas do segmento ST com supra desnivelamento, com convexidade ou concavidade superior tem alguma relação com a forma e direção da onda T correspondente, então s o supra do segmento ST for seguido por onda T simétrica, pontiaguda, positiva e simétrica o segmento ST pode ser côncavo ou convexo para cima. Em raras situações pode se encontrar em derivações diferentes com os dois aspectos morfológicos.

Se o segmento ST for convexo há uma tendência e o contorno ser suave pouco proeminente, se côncavo tende a fundir-se suave e imperceptivelmente com ramo proximal da onda T negativa, o qual é mais observado nas fases mais adiantadas do infarto do miocárdio.

Se a onda T e o QRS forem predominantemente positivo o segmento ST tende a ser convexo. O supra do segmento ST também pode ser assimétrico com ascensão retificada em direção à onda T positiva, pontiaguda e de voltagem aumentada.

As mudanças cronológicas após a isquemia aguda provocam modificações às propriedades elétricas das células miocárdicas e mostram alterações do segmento ST da área afetada, provocando redução dos potenciais de ação que passam de -90mV para -70mV, associado com velocidade de ascensão lenta e redução da amplitude na fase zero, devido a existência da permeabilidade da membrana celular que extravasa íons, principalmente K potássio para o meio extra celular.

Assim as fibras miocárdicas da área lesadas, ficam relativamente despolarizadas durante a fase quatro do potencial de ação, com cargas mais negativas que as fibras miocárdicas normais, gerando um gradiente de voltagem entre as células sadias e as células isquêmicas, daí a terminologia da Corrente de Lesão.

O vetor representativo do segmento ST, sai do tecido sadio para o tecido injuriado. Dessa maneira a injúria epicárdica se manifesta nas derivações do plano horizontal e do plano frontal, com o supra do segmento ST e ao contrário a injúria do setor subendocárdica apresenta-se com o infra desnivelamento do segmento ST.

Após horas ou dias, o eletrocardiograma passa a apresentar o padrão com ondas Q anormal de necrose patológica da área afetada, com significativas mudanças no potencial de ação transmembrana com valores abaixo de -6OmV, tornando eletricamente uma região inerte.

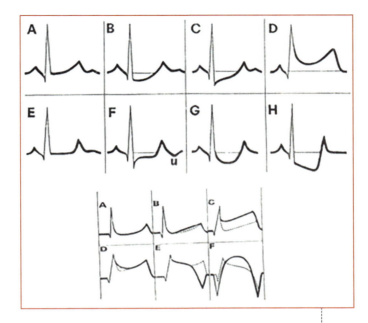

Figura 2.1.

Os aspectos morfológicos dos segmentos ST configurados acima A-B-C-D tem as seguintes características consideradas como variações de normalidades, os segmentos ST apresentam-se em relação a sua inscrição tanto na linha de base, acima ou abaixo podem ser encontrados com morfologias côncavas ascensão suaves iniciados no ponto J finalizando com o encontro da onda T. Os aspectos patológicos do segmento ST sofrem variações diversas como: Retificação horizontal na linha de base, supra horizontal, ou infra horizontal, retificado ascendente, ou descendentes, côncavo e convexo encontrados nas imagens E-F-G-H.

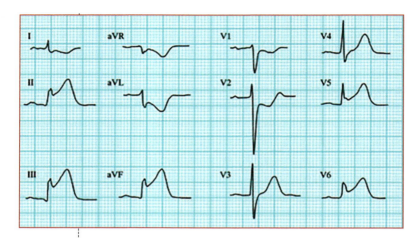

Figura 2.2.

Ritmo sinusal mostra presença de importante corrente de lesão retificada ascendente D3>D2- AVF-V5 e V6, com onda T positiva com intervalo do pico da T ao final normal +/-80ms benigno, com imagens em espelho em D1 e AVL-V1 e V2, sugerindo oclusão da artéria coronária direita longa dominante proximal a artéria do ventrículo direito apresentando infarto agudo ínfero lateral e posterior associado com PR longo por acometimento de lesão da descendente posterior.

Figura 2.3.

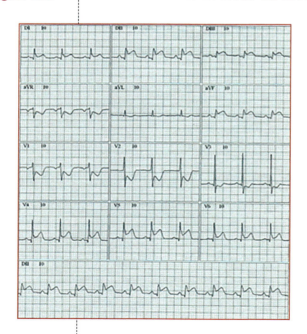

Ritmo sinusal mostra injuria miocárdica aguda atenuada, isto é, de voltagem reduzida da região ínfero lateral, presença de supra do segmento ST de D2>D3-AVF- V4-V5 e V6 sugere oclusão da artéria circunflexa. Nota-se imagem em espelho em AVR com referência ST supra ST de D2. O intervalo pico da onda T ao final, isto é, do epicárdico ao endocárdico encontra-se normal.

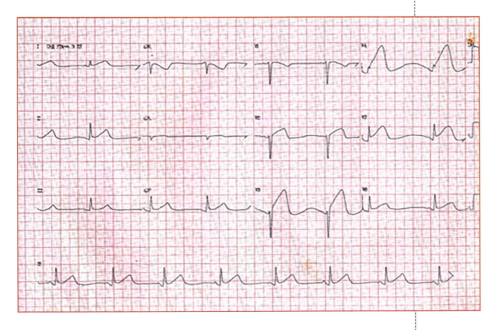

O ECG acima mostra sinusal normal, corrente de lesão do segmento ST antero lateral retificado ascendente de V3 a V6 com maior impacto em V4 indicando transmuralidade absoluta associado com onda T positiva, presença em imagem de espelho do segmento ST em D2>D3 que sugere oclusão distal e longa da descendente anterior pós a primeira diagonal.

Figura 2.4.
Obstrução Distal DA

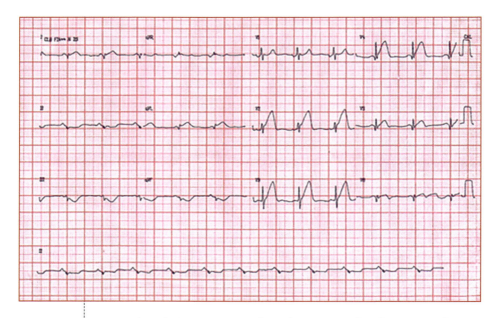

Figura 2.5.
Stent- Prévio

O ECG mostra a fase hiperaguda de um infarto anterior em paciente portador de Stent prévio, nota-se segmento ST retificado ascendente associado com onda T importante voltagem, apiculada e polaridade positiva de V2 a V4, com imagem em espelho em AVL e D1 sugerindo oclusão da descendente anterior proximal a primeira diagonal.

TEORIA DO VETOR DA ISQUEMIA

Do ponto de vista experimental os mecanismos eletrofisiológicos induzidos pelas mudanças do segmento ST na vigência de oclusão de artéria coronária bnão há uma explicação cientifica sólida. A gênese elétrica da corrente de lesão admite-se que o vetor que representa esse fenômeno durante a sístole elétrica dirige-se das fibras normais para a área isquêmica comprometida, isto é, o vetor representativo sai do tecido sadio ativado e com mais cargas elétricas negativas externas para o tecido da área infartada parcialmente despolarizada e relativamente com mais carga externa positiva e completa sua ativação de forma gradual. A isquemia aguda modifica as propriedades elétrica das fibras miocárdicas reduzindo o potencial de ação transmembrana de -90mV para -70mV, encurta a duração do potencial de ação e reduz a velocidade de ascensão e da amplitude da fase zero. Altera a permeabilidade da membrana celular e provoca a saída de vários íons, Na+ Ca++ e principalmente K+ e as células podem permanecer despolarizada durante a fase 4 do potencial de ação, passa a ter cargas extracelular mais negativas em relação as fibras normais, estabelecendo uma diferença de potencial entre as duas regiões, criando condições para o fluxo de corrente elétrica entre as áreas isquêmicas e as áreas circundantes normais. O vetor representativo orienta-se do tecido isquêmico mais negativo, para o miocárdico normal mais positivo. Á injuria epicárdica, manifesta-se pelo supra do segmento ST desse segmento nas derivações orientadas para a superfície epicárdica com isquemia. No caso da injuria subendocárdica manifesta-se com infra do segmento ST nas derivações orientadas para a superfície epicárdica sem isquemia.

LIMITAÇÕES DA ELETROCADIOGRAFIA NA ISQUEMIA MIOCÁRDICA

As técnicas que registram as alterações isquêmicas diretamente com as derivações colocadas no miocárdio, não são comparáveis as derivações colocadas indiretamente no plano horizontal e frontal. Em geral as derivações não são colocadas tradicionalmente no mesmo sitio do tórax. Há trabalhos científicos mostrando que pequenas mudanças das posições adequadas para o registro do eletrocardiograma, sofrem significativas mudanças do QRS – ST – T, principalmente nas derivações de V1 e V2. Por outro lado, mesmo os eletrodos colocados adequadamente a correlação entre as mudanças da isquemia no ECG da área afetada, podem ser afetadas também pelos próprios biótipos dos indivíduos, como o longilíneo que possuem coração verticalizados, neste caso o coração é destro rodado, os indivíduos obesos, ao contrario tem o coração horizontal, ambos levam modificações importantes no análise eletrocardiográficas nas síndromes coronarianas agudas.

A tradicional classificação que foi introduzida, o sitio do infarto pela onda Q e segmento ST com seu sitio da área de risco tem suas limitações, visto que a síndrome coronariana aguda sem elevação do segmento ST e não onda Q de necrose nota-se atualmente que são mais frequentes do que o Infarto agudo com supra do segmento ST e ondas Q de necrose.

LIMITAÇÕES NAS VARIAÇÕES ANATÔMICAS DAS ARTÉRIAS CORONÁRIAS

As estatísticas mostram que a descendente anterior cruza região apical em 80% dos casos e durante a fase aguda do infarto mostram supra do segmento ST da parede anterior e parede inferior. A coronária direita tem uma dominância em 80% dos casos, a artéria circunflexa em 15 a 20% e os outros 10% é observado uma codominância da artéria coronária direita e a circunflexa. Diferentes morfologias do QRS-ST-T, podem ser observadas com oclusões sítio anatômicas das variações referidas conforme o grau e o comprimento da dominância e comprimento dos seus principais ramos. As oclusões da artéria circunflexa e sua obtusa marginal, frequentemente resultam em mínimas alterações ou sem nenhuma mudança no eletrocardiograma. Essas artérias executam perfusão em áreas do coração, que não são muito bem representadas pelas 12 derivações do eletrocardiograma.

A ESTRUTURA GEOMETRICA DO CORAÇÃO

Os aspectos geométricos do ventrículo esquerdo em forma de cone e as suas bordas presentes não são bem definida na base do coração. Contudo principalmente na região apical é menos clara na abordagem dessa região para distinguir alterações entre injuria e isquemia miocárdica. Também a Coexistência de sobrecarga ventricular esquerda e infartos prévios podem afetar significativamente a magnitude das forças elétricas do coração nos planos horizontal e frontal.

CANCELAMENTO DE FORÇAS VETORIAIS

Os vetores de isquemia, injúria e necrose na síndrome coronariana aguda podem afetar diferentes áreas do coração e podem ser canceladas, levando a uma subestimação das zonas infartadas e podem ser completamente canceladas, foram confirmados com as técnicas de ressonância magnética. Por outro lado às imagens do supra segmento ST com onda T positiva e Q de necrose, conforme a área afetada pode ser registrada em derivações opostas como os padrões em espelhos ou mudanças reciprocas e virtuais. Uma onda T positiva, ao contrário ser negativa, o supra do segmento ST ao contrário será visto como infra na derivação oposta e a onda R alta, ao contrário de uma onda Q de necrose. Essas imagens em espelho podem ser consideradas como evidência de isquemia de injuria ou necrose, as quais são geradas em alguma parte do coração distante do eletrodo explorador. As derivações D1 e AVL eram consideradas como envolvidas no infarto da parede lateral alta, contudo comprova-se em particular AVL representa a parte média da parede anterior, mas que a parte lateral superior e de menor grau acontece com derivação D1.

As derivações V5 e V6 no conceito clássico estariam acometendo o infarto baixa da parede anterior do ventrículo esquerdo, no entanto devem ser modificadas respectivamente e particularmente a derivação V6 representa a parte apical inferior da parede lateral do ventrículo esquerdo. As derivações V3R-V4R-V5R que estão localizadas no precordial direito extremo, são úteis para diagnóstico do infarto do ventrículo direito e permitir o diagnóstico na oclusão da coronária direita proximal para o ventrículo direito, em geral de curto tamanho. Contudo o diagnóstico do infarto no ventrículo direito tem suas limitações, devido a sua transitoriedade das imagens do segmento ST em V3R-V4R-V5R, igualmente essas derivações não são rotineiramente registradas. As derivações V7-V8 e V9 podem ajudar no diagnóstico do infarto lateral posterior, contudo essas derivações possuem as mesmas limitações vista na precordial direita, portanto são frequentemente omitidas no registro do eletrocardiograma tradicional. Tem sido mostrado somente um leve aumento na sensibilidade no diagnóstico obtido com essas derivações. O ECG na fase crônica é mais útil para estimar a área infartada do que predizer o sitio de oclusão da artéria que causou o infarto, na fase aguda existe uma boa correlação entre elevação e depressão do segmento ST da área de risco e o sitio da artéria coronária ocluída.

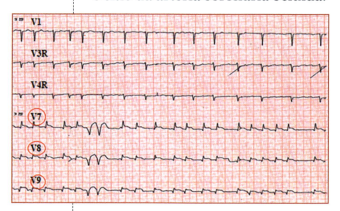

Figura 2.6.
Importância das derivações V4R-V3R-V7-V8-V9

ASPECTOS MORFOLÓGICOS NORMAIS E PATOLÓGICOS DO SEGMENTO ST

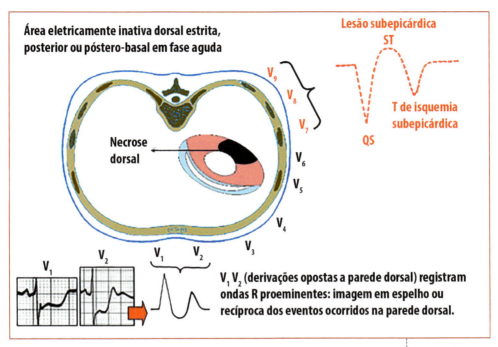

Figura 2.7. Conceito clássico de infarto dorsal

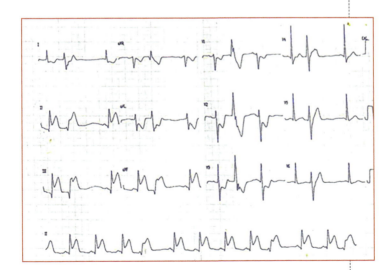

Figura 2.8.

O ECG mostra infarto agudo ínfero dorsal com o supra do segmento ST de D3>D2 referente a região inferior e infra do segmento ST V1-V2-V3 imagens em espelho do infarto da região dorsal, devido a oclusão da coronária direita. A importância da presença de extrasístole ventricular encontrada no próprio foco do infarto mostra que o supra sempre tem maior voltagem do segmento ST maior que no ritmo sinusal.

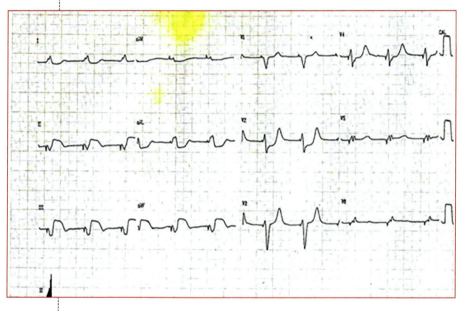

Figura 2.9.

ECG mostra ritmo de marcapasso associado com infarto ínfero dorsal e lateral, o supra do segmento ST de D3>D2 cuja artéria culpada é a coronária direita, na evolução houve o bloqueio átrio ventricular total devido a oclusão da descendente posterior ramo da coronária direita, a qual supre a região nodal.

3

CIRCULAÇÃO CORONARIANA

O suprimento arterial cardíaco é realizado pela artéria coronária direita e esquerda as quais são emitidas e que constitui os primeiros ramos da artéria Aorta Ascendente. O padrão da circulação coronariana é variável, no que diz respeito ao tamanho das artérias e a sua dominância. A dominância da circulação coronariana é definida pela emissão do ramo intraventricular posterior que em 80% dos casos a emissão da descendente posterior é realizada pela coronária direita e 20% pela artéria circunflexa. As artérias principais do coração situam-se na superfície epicárdica e seus ramos de menor calibre são penetrantes e irrigam a massa muscular ventricular, enquanto uma pequena parte na faixa do endocárdio é irrigada a partir do sangue que estão contidos no ventrículo esquerdo e no ventrículo direito, portanto as regiões miocárdicas mais internas são irrigadas pelos Plexos Subendocárdicos, os ramos septais penetrantes que são contraídos pela musculatura ventricular durante a sístole, portanto tornando a perfusão do ventrículo esquerdo durante a diástole que sofre uma tensão intramural mais elevada que a parede epicárdica, esse fenômeno deixa à região subendocárdica mais suscetível a isquemia miocárdica.

ELETROCARDIOGRAFIA E A DOENÇA CORONARIANA NA EMERGÊNCIA

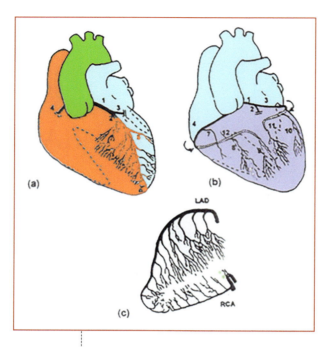

Figura 3.1.

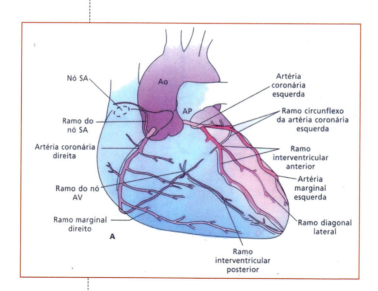

Figura 3.2.

CIRCULAÇÃO CORONARIANA

Principais ramos da coronária direita

- Ramo ascendente nodal sinusal em 80% dos casos.
- Artéria do Cone
- Ramo marginal direito.
- Ramo interventricular posterior em 80% dos casos.

Estruturas irrigadas pela coronária direita

- Átrio direito
- Ventrículo direito.
- Parede ventricular esquerda inferior ou diafragmática.
- Septo posterior do ventrículo esquerdo.
- Nó sinusal

Principais ramos da coronária esquerda

- Ramo intraventricular anterior (Descendente anterior).
- Ramo da circunflexa.
- Ramo diagonal.
- Primeira e segunda obtusa marginal.
- Ramo diagonalis.

Estruturas irrigadas pela coronária esquerda

- Átrio esquerdo.
- Ventrículo esquerdo.
- 2/3 do septo intraventricular anterior.
- Irrigação do sistema de condução elétrica cardíaca.
- Nó sinusal 40% dos casos.

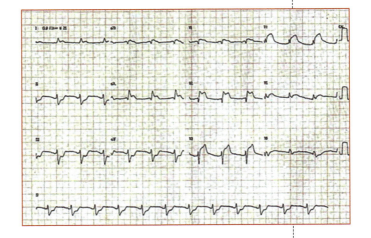

Figura 3.3.

Conforme ECG acima, FSH 66 anos, masculino com dor no peito, dispneia, nota-se no ECG ritmo atrial direito inferior regular, associado com supra do segmento ST anterior extenso de V1 a V6-D1 e AVL de magnitude moderada voltagem, convexo com a suspeita de oclusão da descendente anterior proximal a primeira diagonal, com imagem em espelho em D2-D3-AVF.

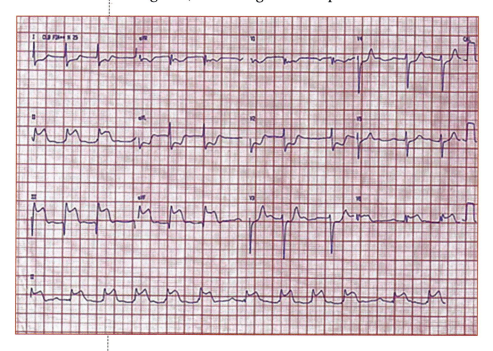

Figura 3.4.

Paciente com 77 anos dor no peito opressiva, duas horas de duração associada sudorese importante, dispnéia e hipotensão arterial. O ECG mostra infarto agudo ínfero látero dorsal com supra do segmento ST retificado ascendente, não transmural em D2-D3-AVF-V6-D3>D2 imagem infra do segmento ST em espelho de AVL> AVR, infra do segmento ST-V1-V2-V3 traduzindo imagem em espelho de supra em V7-V8-V9, presença de BAV primeiro grau pela isquemia do ramo posterior. A oclusão da artéria culpada confirmada a coronária direita proximal.

CIRCULAÇÃO CORONARIANA

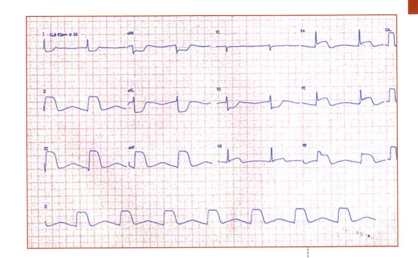

Paciente com 68 anos, sexo feminino com dor no peito, sudorese fria e dispnéia, o ECG acima mostra supra do segmento ST – D2-D3-AVF-V1-V5-V6>2mm retificado horizontal de um infarto agudo transmural no sitio ínfero látero dorsal e ventrículo direito, infra do segmento ST em espelho AVL>AVR, associado paralisia atrial e QT longo sugerindo oclusão ostial da coronária direita.

Figura 3.5.

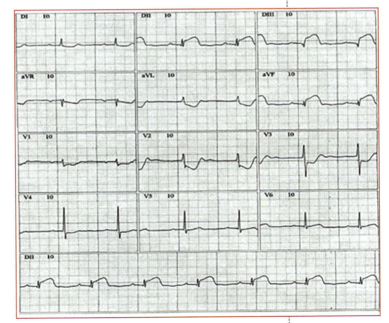
Figura 3.6.

No ECG acima, paciente MST 70 anos masculino, dor no peito e dispnéia, mostrando infarto na fase aguda com bradicardia sinusal, PR longo, supra severo, parabólico com risco de arritmias letais do segmento ST D3>D2-AVF-V6, infra do segmento ST recíproco –D1-AVL>AVR-V1-V2-V3, sugerindo oclusão proximal da coronária direita.

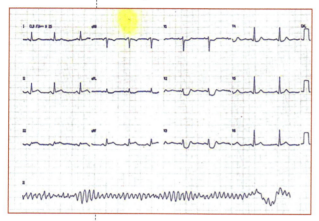

Figura 3.6.

O ECG acima descrito mostra paciente sexo feminino, 43 anos com dor no peito, sudorese profusa com supra do segmento ST não severo retificado horizontal superior D3>D2-AVF pela oclusão da coronária direita e infra do segmento ST importante V1-V2-V3 do tipo parabólico marcador de arritmia e que subitamente sofreu fibrilação ventricular e necessitou de cardioversão elétrica. O cateterismo mostrou oclusão da coronária direita primeira distal.

Conforme ECG acima, refere-se a paciente do sexo feminino 50anos, com intensa dor no peito, sudorese fria, PA 80/60, nota-se ritmo irregular com bradicardia por fibrilação atrial associada com supra do segmento ST retificada ascendente de media elevação em D3>D2 e imagem em espelho infra do segmento ST em AVL>AVR, infra do segmento ST de V1 a V3 referente a imagem recíproca da região dorsal, associado com infra do segmento V5 e V6 a oclusão da artéria culpada deve-se a coronária direita proximal ao ramo da artéria do ventrículo direito ocorrendo oclusão da artéria do nó sino atrial. Há suspeita de lesão sub-oclusiva da descendente anterior.

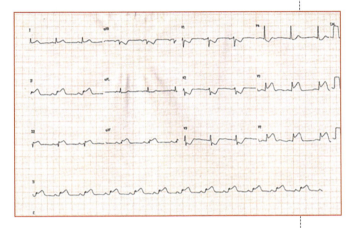

Figura 3.7.

Conforme ECG acima refere-se a uma paciente do sexo feminino com severa dor no peito e mal estar geral, nota-se supra importante do segmento ST retificado ascendente D2>D3 com imagem recíproca AVR>AVL, supra de V4 a V6 associado com infra do segmento de V1 a V3 referindo-se a imagem em espelho na região póstero lateral, a oclusão da artéria circunflexa culpada não proximal.

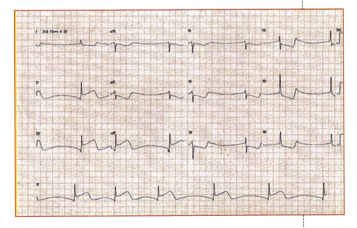

Figura 3.8.

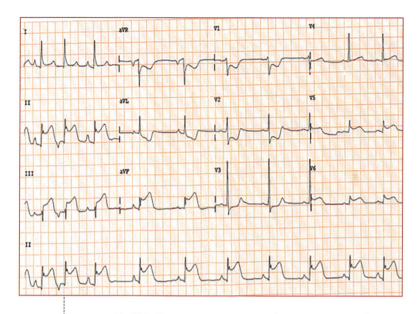

Figura 3.9.

Figura 3.10. Antes do Trombolítico – Dor torácica aguda na Sala de Emergência – HM

O ECG mostra supra importante do segmento ST retificado ascendente D2>D3 com imagem recíproca do infra do segmento ST- AVL>AVR, supra do segmento ST em V5 e V6 associado com imagem em espelho infra do segmento ST de V1 a V3 referindo-se ao supra do segmento ST do sitio póstero lateral. A oclusão da artéria culpada circunflexa proximal cuja projeção do vetor de injuria encontra-se acima de 60° no plano frontal.

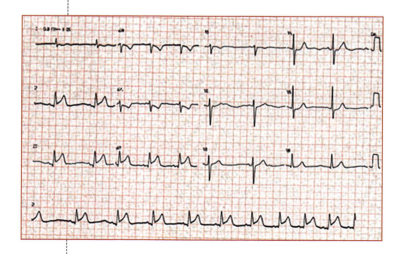

O ECG mostra fase aguda do infarto inferior com leve supra do segmento ST -D3>D2 retificado ascendente, presença de imagem de espelho em AVL>AVR configurando a oclusão proximal da coronária direita, nota-se segmento ST de V1 a V3 retificado com suspeita de infarto do ventrículo direito. A suspeita de oclusão proximal deve-se a projeção do vetor de injuria maior que 60° no plano frontal.

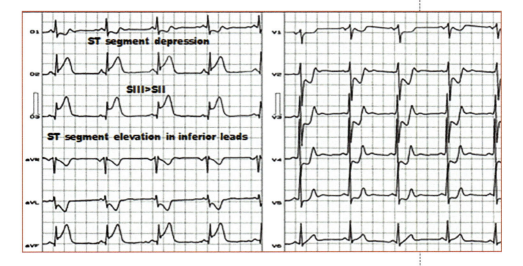

Figura 3.11.

O ECG mostra infarto do miocárdio na fase aguda ínfero e posterior, nota-se a presença do supra de media importância na voltagem do segmento ST D3>D2-AVF pela oclusão da artéria coronária direita proximal e imagens infra do segmento ST recíprocas correspondentes em AVL>AVR-V1 a V4 referente a injuria miocárdica posterior. Nota-se infra do segmento ST em V5 levando a suspeita do acometimento da descendente anterior, o fato da frequência cardíaca de 60bpm levanta a suspeita de bloqueio sino atrial mobitz dois.

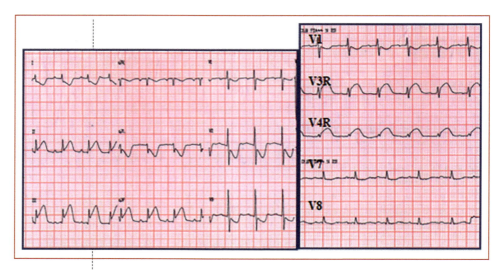

Figura 3.12.
Importância do V4R
1. A artéria culpada
2. Acometimento do VD
3. Risco de BAV
4. Abordagem mais invasiva
5. **Marcapasso provisório**

O ECG acima mostra infarto agudo do miocárdio ínfero dorsal e ventrículo direito pela oclusão da coronária direita proximal, o segmento ST do tipo retificado ascendente na parede inferior de media intensidade D3>D2e supra do segmento ST do tipo parabólico V3R-V4R apresentando risco surgir arritmia complexa.

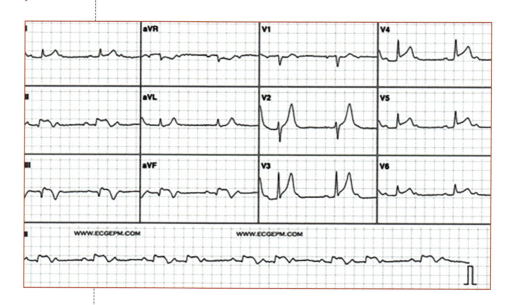

Figura 3.13.

O ECG acima mostra infarto na fase subaguda com segmento ST retificado D2-D3-AVF-V5 e V6, onda T isquêmica de polaridade negativa D2-D3-AVF e positiva em V2-V3 referente a imagem em espelho e onda Q de necrose na parede ínfero dorsal, associado ao bloqueio átrio ventricular mobitz -1 com condução 2:1 e 3:2. A oclusão deve-se a artéria coronária direita proximal e ramo descendente posterior.

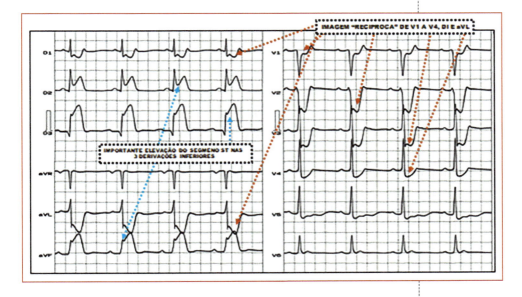

Figura 3.14.

ECG mostra infarto na fase aguda com importante supra do segmento ST retificado ascendente D3>D2-AVF associado ao infra do segmento ST de voltagem significativa V2 e V3 como imagem recíproca da parede posterior a oclusão da artéria coronária direita proximal culpada, presença de bradicardia sinusal FC: 50ppm, levando a suspeita de isquemia da artéria do nó sinusal.

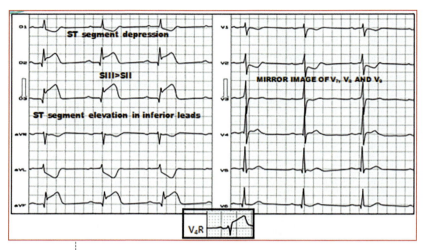

Figura 3.15.

Figura 3.16.

O ECG acima mostra infarto miocárdico na fase aguda da parede ínfero posterior e ventrículo direito pela oclusão proximal da coronária direita e suspeita de lesões dos ramos na artéria sinusal e descendente posterior com importante supra do segmento ST retificado ascendente D3>D2 e AVF e imagem recíproca em AVL-V1-V2 associado bradicardia sinusal importante e BAV do primeiro grau. Presença de supra do segmento ST retificado ascendente em V4R.

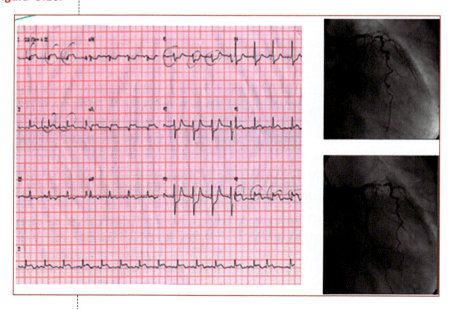

O ECG acima mostra infarto do miocárdio na fase subaguda com taquicardia sinusal associado, supra do segmento ST retificado horizontal D1-AVL-D2-V6, infra do segmento ST em V1-V2-V3 representando imagem reciproca V7-V8-V9 com voltagens maiores que o supra nas derivações do plano frontal, ocasionado pela oclusão proximal da artéria circunflexa.

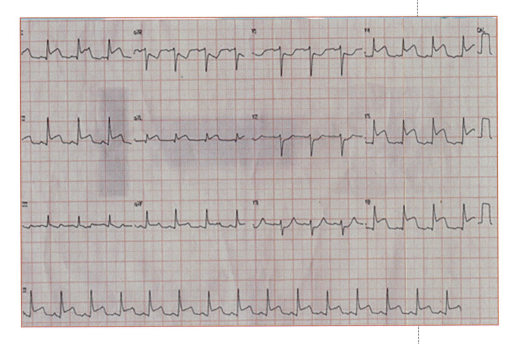

O ECG acima mostra infarto na fase aguda do miocárdio com supra do segmento ST de moderada voltagem retificado ascendente D1>AVL-D2-V4-V5-V6 ocasionado pela oclusão proximal da primeira diagonal da descendente anterior de longa dimensão notado pelo supra do ST em D2. Presença de taquicardia sinusal na derivação D2 longa que pode denotar complicações na vigência do infarto como embolia pulmonar, ou anunciando arritmias letais.

Figura 3.17.

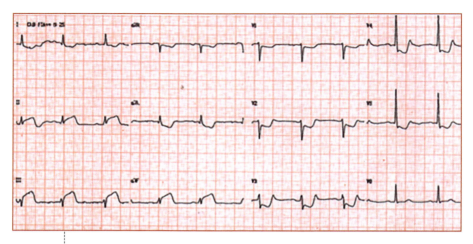

Figura 3.18. IAM inferior Sinais de acometimento multiarterial

O ECG acima mostra ritmo sinusal normal associado com supra do segmento ST retificado ascendente de voltagem importante D3-AVF>V2, pela oclusão da artéria coronária direita proximal e infra do segmento ST V1-V2-V3 representando imagem reciproca da injuria posterior, nota-se nas derivações de V4 e V5 o infra do segmento ST representando a suspeita de suboclusão da descendente anterior.

Figura 3.19.

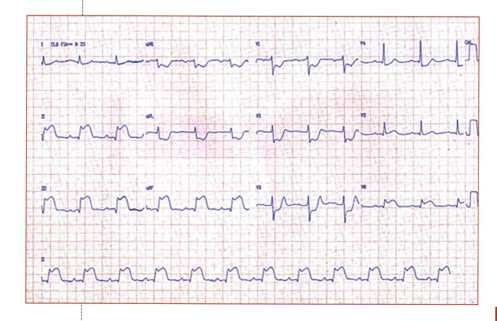

O ECG acima mostra infarto na fase aguda com supra do segmento ST de voltagem importante D2-D3-AVF de voltagens similares, no entanto a imagem reciproca de AVL > AVR, infra do segmento ST de V1 a V3 de voltagem menor que as derivações D2-D3-AVF e supra do segmento ST em V6>2mm devido a oclusão proximal da artéria coronária direita de grande dimensão.

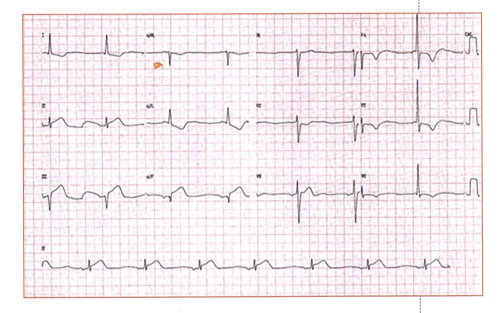

Figura 3.20.
Fatores agravantes do IAM

O ECG acima mostra bradiarritmia associado com infarto na fase aguda com o supra do segmento ST D3-AVF>D2, segmento ST retificado em V1 sugerindo infarto no ventrículo direito, ondas T isquêmicas subendocárdicas em V4-V5-V6 sugerindo lesões oclusivas na descendente anterior. A onda P em D2-D3-AVF plus-minus referindo-se a bloqueio entre o átrio direito e átrio esquerdo, associado ao bloqueio sino atrial do segundo grau com escape atrial baixo.

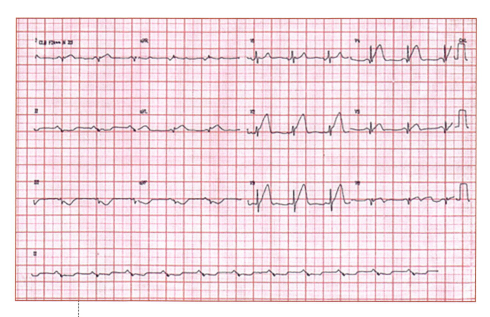

Figura 3.21.
Stent — Prévio

Figura 3.22.
Idoso Longevo —
dor iniciada 30'

Paciente do sexo masculino com histórico de cateterismo com stent passou a apresentar dor súbita importante, sudorese e dispnéia, o ECG apresentou ondas T de voltagem significativas, polaridade positiva e apiculadas de V1 a V5-D1-AVL com imagens recíprocas na parede inferior mostrando isquemia subendocárdica na fase hiperaguda do infarto pela oclusão do stent da artéria da descendente anterior.

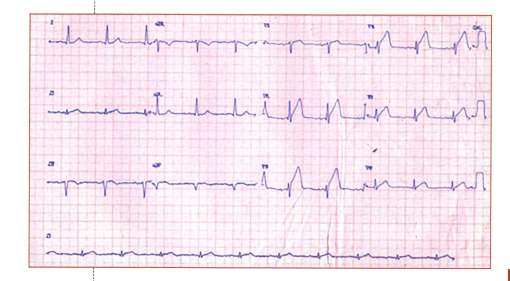

CIRCULAÇÃO CORONARIANA

Paciente de 90 anos com relato de dor à 30 minutos importante opressiva, sudorese, dispnéia, hipotensão arterial, o ECG mostra ondas T gigantes, apiculadas, bases largas e polaridade positivas de V2 a V5 artéria oclusiva culpada na descendente anterior proximal a primeira diagonal, não há registro de imagens recíprocas. Notam-se imagens de onda Q de necrose na parede inferior.

Isquemia global ou circunferencial

- Infra de ST em mais de 7 derivações
- Usualmente T negativa
- Supra de ST em a VR
- LTCE ou 3 vasos
- Grupo de alto risco

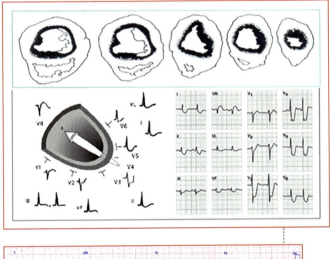

Figura 3.23. Isquemia miocárdica circunferencial

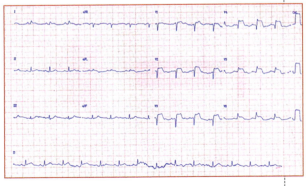

Figura 3.24. Pós Stent

O ECG acima mostra infarto na fase subaguda com ondas Q de necrose pós implante do stent com segmento ST supra retificado horizontal de V1 a V6 e D1-AVL, artéria culpada oclusiva descendente anterior proximal e não foi detectada imagens em espelho, associado a baixa voltagem do QRS e taquicardia sinusal nos dois planos que podem traduzir gatilhos de morbimortalidade aumentadas.

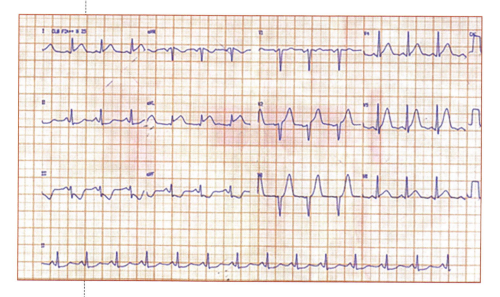

Figura 3.25. Fase hiperaguda – IAM

O ECG de paciente sexo masculino idade 40 anos, HAS apresenta infarto do miocárdio na fase hiperaguda com ondas T dominantes, simétricas, polaridade positiva e base larga, representando isquemia subendocárdica na parede livre anterior de V2 a V5 – AVL a qual nota-se imagens recíprocas na parede inferior, principalmente com projeção no Hemicampo negativo maior em D3 a artéria culpada oclusiva é descendente anterior proximal a primeira diagonal e distal a primeira septal.

CIRCULAÇÃO CORONARIANA

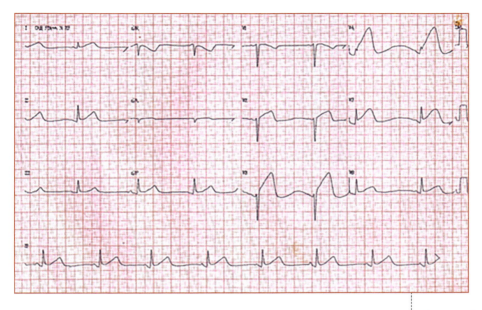

O ECG acima mostra ritmo sinusal normal associado com supra retificado ascendente do segmento ST de voltagem importante da fase aguda no infarto do miocárdio nas derivações de V2 a V6- D2>D3-D1e AVF nota-se imagem reciproca no Hemicampo positivo de AVR, artéria culpada oclusiva a descendente anterior distal a primeira diagonal e a primeira septal.

Figura 3.26. Obstrução Distal DA

Síndrome coronariana aguda sem supra de ST com oclusão proximal descendente anterior
Isquemia subendocardica extensa ou circunferencial
• Infra de ST difuso em > 6 derivações, supra em AVR>V1, onda T negativa anterolateral.
Onda T negativa
• Síndrome de Wellens de V_2 a V_4 plus/minus • Reperfusão completa com ondas T negativas e discreto supra do segmento ST de V_2 a V_6 • Ondas T de Winter
Infra de ST em V_3–V_5 com onda T proeminente positiva

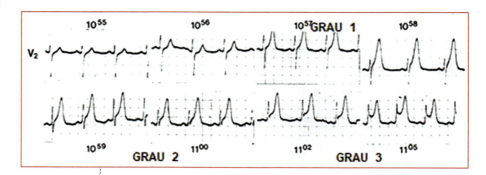

Figura 3.27. Alterações temporais eletrocardiográficas nas oclusões das artérias coronárias

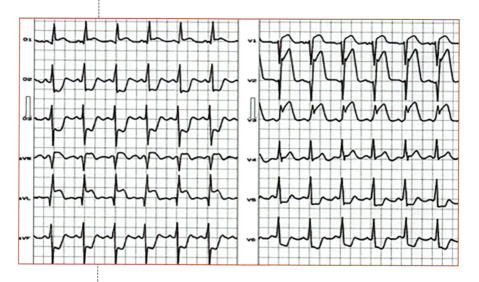

Figura 3.28.

O ECG acima com infarto agudo antero septal com supra de importante voltagem do segmento ST retificado ascendente de V1 a V3 – AVL>V1 notam-se infra do segmento ST imagens reciprocas dos Hemicampos negativos V6>V5 – D3>D2 a oclusão culpada da artéria descendente anterior proximal a primeira diagonal e a primeira septal.

CIRCULAÇÃO CORONARIANA

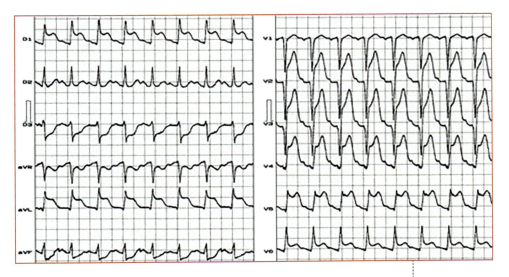

Figura 3.29.

O ECG acima de FMJ 60 anos, masculino com dor importante opressiva, dispnéia e taquicardia sinusal, com infarto agudo por oclusão da descendente anterior distal a primeira septal e proximal a primeira diagonal, nota-se supra acentuado do segmento ST côncavo superior de V2 a V6 – D1-AVL.

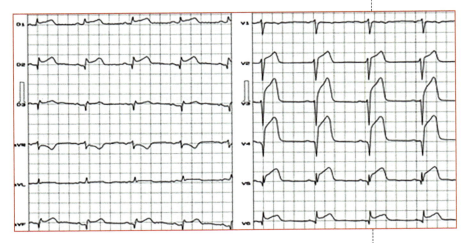

Figura 3.30.

O ECG acima bradicardia sinusal FC de 50ppm,- dor no peito opressiva, sudorese com supra importante retificado ascendente do segmento ST de V2 a V6-D2>D1-AVL pela oclusão da descendente anterior distal a primeira septal e primeira diagonal.

Critérios de oclusão do TCE

1. Elevação do ST em aVR, e V_1

2. Elevação do ST em aVR > V_1

3. Evidências de esquemia postero-basal: depressão do ST na parede inferior e de V_4 a V_5

4. Depressão do ST em V_6 > elevação do ST em V_1

5. Eventual de BRD e BDAS e/ou BDAM

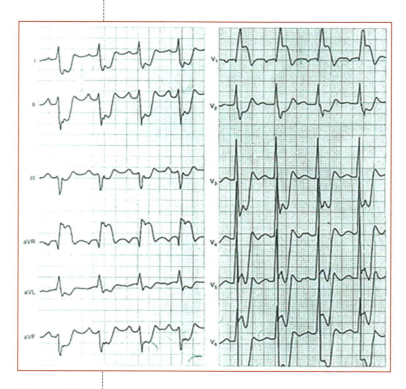

Figura 3.31.

O ECG acima apresenta com infra importante do segmento ST de V2 a V6 e supra do segmento ST em AVR>V1 com imagem reciproca de D2 e AVF, bloqueio da divisão antero superior e bloqueio completo do ramo direito, pela sub oclusão do tronco da coronária esquerda.

ECG pós terapia de reperfusão

1. Onda T negativa e ST isoelétrico reperfusão miocárdica completa

2. Onda T negativa com ST supra reperfusão incompleta

3. Onda T positiva e ST elevado – Microcirculação completamente obstruída

4. Ritmo idioventricular acelerado pós trombolítico

5. Redução do segmento ST em 25%

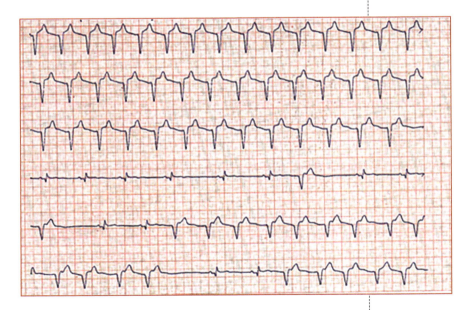

Ritmo idioventricular acelerado pós uso de trombolítico sugerindo reperfusão de coronária.

Figura 3.32. Pós trombolítico

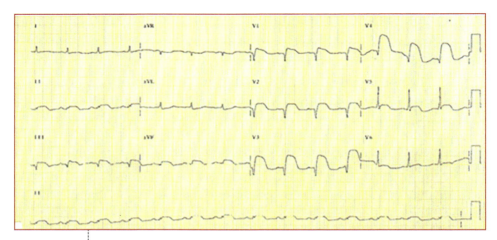

Figura 3.33. O ECG acima apresenta com infarto do miocárdio na fase aguda, supra de voltagem significativa do segmento ST do tipo convexo parabólico de prognóstico reservado de V1 a V5 – D2-D3-AVF pela obstrução proximal a primeira diagonal da descendente anterior de dimensão longa.

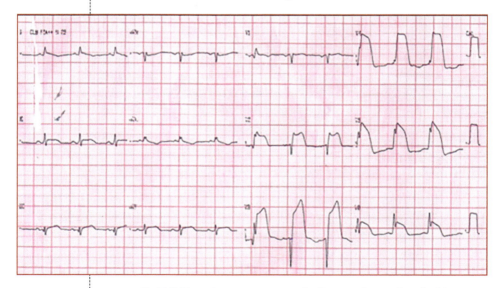

Figura 3.34. O ECG acima mostra infarto do miocárdio na fase aguda transmural com supra muito importante do segmento ST retificado ascendente e horizontal de V2 a V6 – D2>D3-AVF pela oclusão distal a primeira diagonal da descendente anterior.

CIRCULAÇÃO CORONARIANA

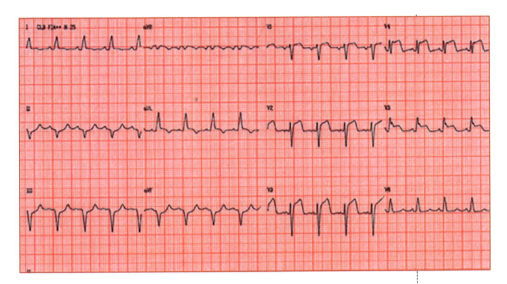

ECG acima paciente masculino 52 anos, dor no peito tipo opressiva, associado com sudorese importante, nota-se a presença de injuria miocárdica com supra retificado ascendente de voltagem atenuada pela suspeita de circulação colateral de V2 a V5 do segmento ST pela oclusão distal a primeira septal e proximal a primeira diagonal.

Figura 3.35.

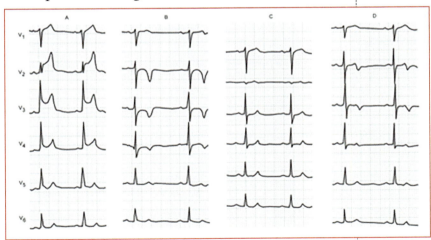

Figura 3.36. O ECG refere-se ao infarto agudo antero septal com supra do segmento ST de V1 a V4 na fase hiperaguda, o ECG B representa reperfusão de sucesso após uso de trombolítico. O ECG C, paciente com dor no peito nota-se a pseuda normalização devido a um infarto agudo. ECG D após uso de trombolítico.

Graus de isquemias no eletrocardiograma
Grau I de isquemia: ondas T amplas simétricas e apiculadas
Grau II de isquemia: elevação do segmento ST sem distorção da porção terminal do QRS
Grau III de isquemia: mudanças na porção terminal do QRS

- Ponto J > 50% da onda R em derivações com padrão qR ou desaparecimento da onada S em derivações com padrão Rs

O ECG acima mostra segmento ST plus-minus V1-V2-V3 clássico da síndrome de Wellens tipo 1 devido semi oclusão da descendente anterior proximal.

1. Onda T plus-minus com inversão da porção final (Tipo 1);
2. Onda T profundamente invertida em V1 e V2 (Tipo2);
3. Segmento ST sem elevação ou discretamente elevado;
4. Ausência da perda de voltagem da onda R;
5. Enzimas normais ou discretamente elevadas.

Figura 3.37.

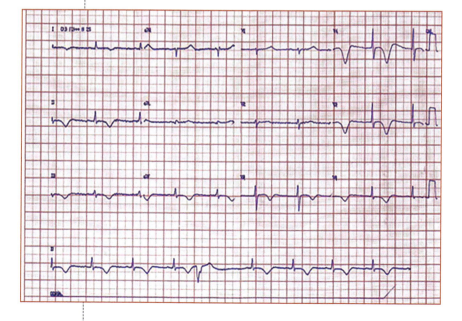

O ECG acima apresenta com ondas T polaridade negativa, profundas e simétricas de V3 a V6 – D>D3, representando isquemia subepicárdica anterolateral pela oclusão da descendente anterior longa distal a primeira diagonal.

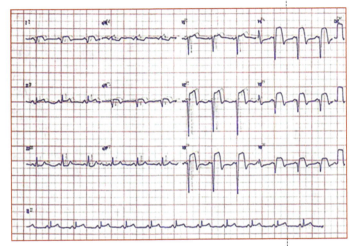

Figura 3.38.

O ECG acima apresenta com ondas Q de necrose, ST de injuria e ondas T isquêmicas sub epicárdica de V2 a V6 – D1-AVL infarto na fase subaguda correspondente a oclusão proximal a primeira diagonal da descendente anterior.

Figura 3.39.

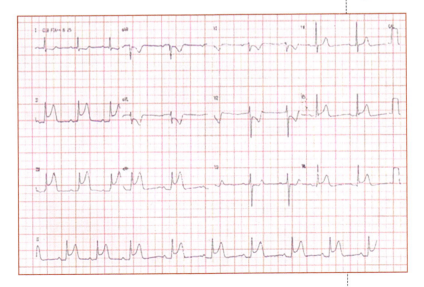

O ECG acima paciente masculino 40 anos, com dor no peito opressiva, sudoreico e dispnéia, nota-se ondas T apiculadas simétricas positivas associadas com moderado supra do segmento ST D3>D2-AVF com imagem recíproca AVL>AVR representando fase hiperaguda na parede inferior por oclusão da coronária direita.

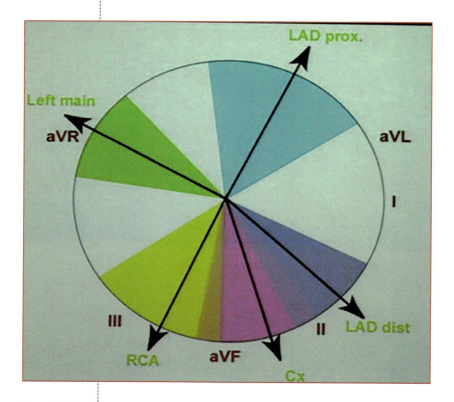

Figura 3.40.

O diagrama acima publicado pelo Colégio Americano de Cardiologia mostrando a importância da projeção do segmento ST de maior impacto no aspecto da voltagem no plano frontal dos sítios de oclusões das artérias coronárias correspondentes.

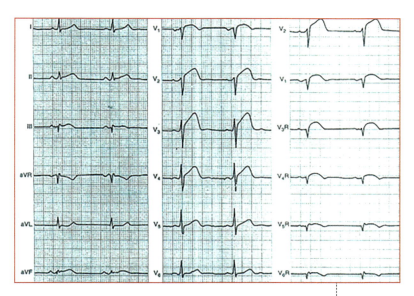

O ECG acima mostra supra do segmento ST de baixa voltagem D3>D2-AVF, V1-V2> V3, V4R>V3R-V5R-V6R, correspondentes a oclusão proximal da coronária direita simulando a oclusão da coronária da descendente anterior.

Figura 3.41.

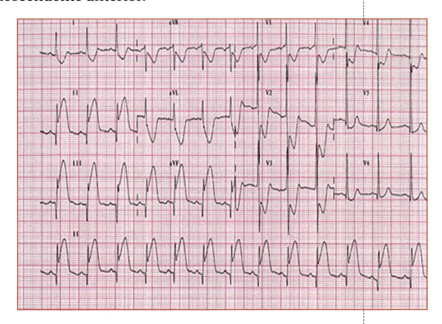

Figura 3.42.

Paciente HAS 60 anos, masculino com dor opressiva de inicio recente o ECG mostra ondas T apiculadas de voltagem D3>D2 da fase hiperaguda dominante sobre o QRS, associado com supra do segmento ST –D3>D2 e associado com imagens reciproca de V1 a V3 referindo à região posterior. Presença de sobrecarga ventricular esquerda importante.

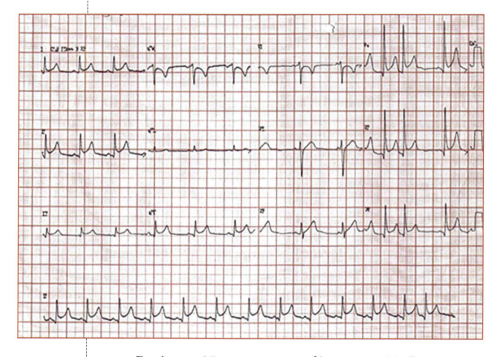

Figura 3.43.

Paciente 25 anos, masculino com 39°C, tosse e dispnéia. O ECG mostra elevação leve do segmento ST global, exceto AVR e V1, com diagnóstico de Pericardite aguda.

CIRCULAÇÃO CORONARIANA

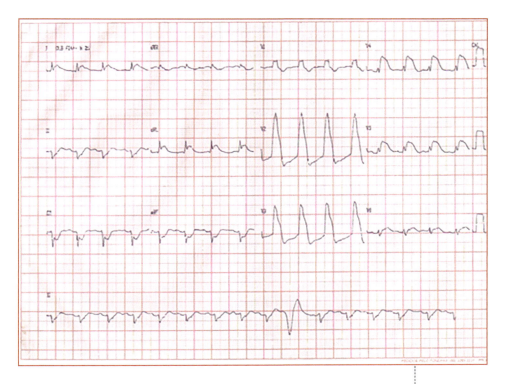

Paciente 70 anos masculino HAS, DM e Dislipidêmico apresentando intensa dor no peito opressiva, hipotensão arterial e sudorese profusa. O ECG mostra infarto na fase aguda com elevação do segmento ST AVL>D1 e de V1 a V6 o ECG está associado com bloqueio completo do ramo direito e bloqueio da divisão antero superior, voltagem de V2>V1 e V3 devido a oclusão proximal a primeira septal da descendente anterior.

Figura 3.44.

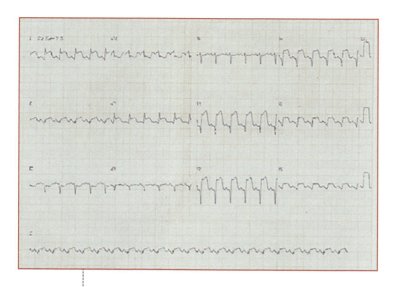

Figura 3.45.

Figura 3.46.

O ECG acima mostra taquicardia sinusal com infarto na fase aguda anterior extensa associada à supra importante retificada ascendente do segmento ST- D1>D3-D2com imagem em espelho infra em AVR e de V2 a V6 artéria oclusiva culpada descendente anterior proximal a primeira diagonal.

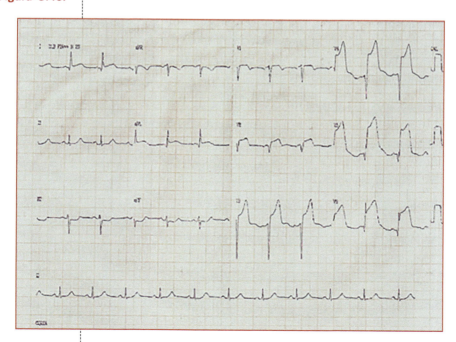

CIRCULAÇÃO CORONARIANA

O ECG mostra infarto agudo do miocárdio com supra retificado importante do segmento ST de V3 a V6 e AVL>D1 pela oclusão distal a primeira diagonal da descendente anterior.

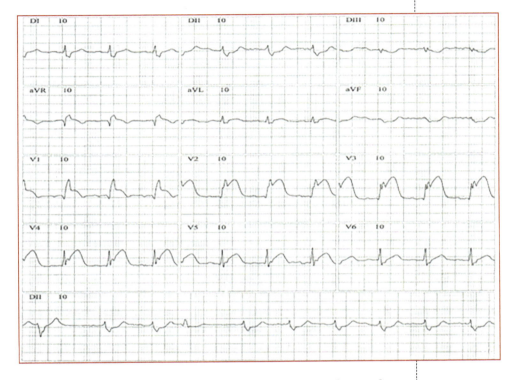

Figura 3.47.

O ECG acima paciente 50 anos masculino, dor retro external opressiva, sudorese e falta de ar, apresenta-se com supra do segmento ST importante, parabólico de V1 a V5 associado a bloqueio completo do ramo direito, deve-se a oclusão proximal a primeira septal da descendente anterior, PR longo de prognóstico reservado com risco de arritmias letais e assistolia.

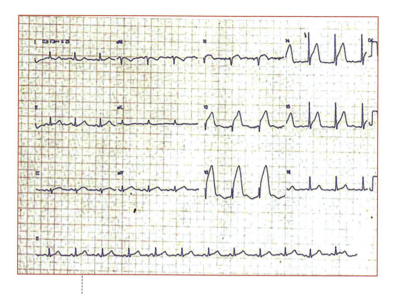

Figura 3.48. O ECG mostra fase hiper aguda do infarto anterior com ondas T polaridade positiva de V2 a V5 voltagens significativas, simétricas devido à oclusão distal a primeira diagonal da descendente anterior.

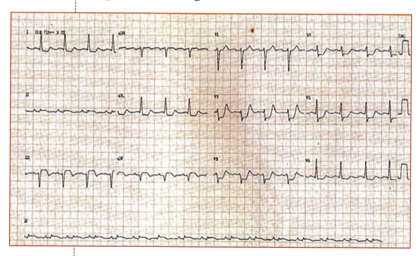

Figura 3.49. O ECG mostra fase subaguda do infarto, pela oclusão proximal da coronária direita, presença ondas Q de necrose, supra do segmento ST e onda T negativa nas derivações inferiores D3>D2-AVF associado com imagem reciproca de infra do segmento ST de V2 a V5 representa a região dorsal.

CIRCULAÇÃO CORONARIANA

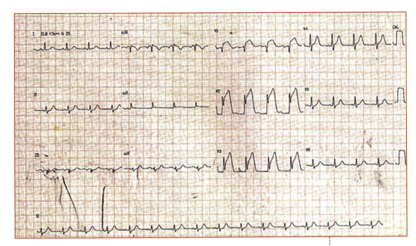

O ECG acima mostra fase hiper aguda do infarto devido a oclusão proximal a primeira septal na descendente anterior com a presença de ondas T significativas em voltagens, simétricas, apiculadas de V1 a V4.

Figura 3.50.

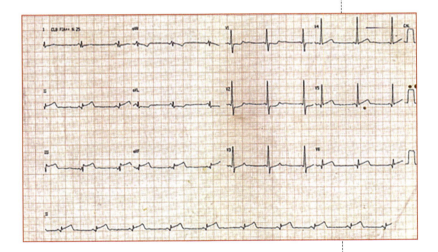

O ECG acima mostra infarto na fase aguda na parede inferior e lateral com supra do segmento ST côncavo de voltagem não significativa D3>D2 -AVF-V6 e presença de ondas RS de V1 a V3 referindo-se a imagem da região posterior devido a oclusão proximal da coronária direita. Deve sempre ser suspeitado infarto do ventrículo direito.

Figura 3.51.

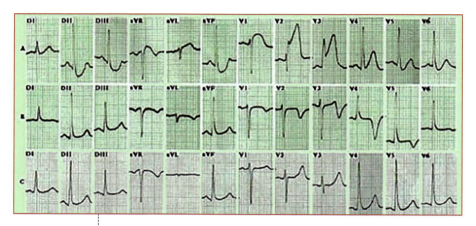

Figura 3.52.

O ECG "A" mostra infarto na fase aguda pela oclusão proximal a primeira septal da descendente anterior com supra do segmento ST retificado ascendente de V1 a V4-AVR.

O ECG "B" mostra fase de reperfusão com segmento ST retificado na linha de base e ondas T negativas nas mesmas derivações acima.

O ECG "C" paciente apresentou após alguns dias dor no peito opressiva e o ECG com sinais de pseudo normalidade, o qual traduz infarto nas regiões opostas.

Figura 3.53.

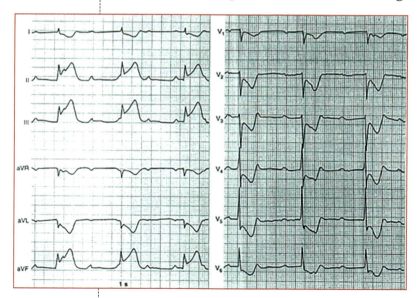

CIRCULAÇÃO CORONARIANA

O ECG apresenta infarto na fase agudo ínfero dorsal com supra importante do segmento ST retificado ascendente D3>D2-AVF e imagens em espelho do infra do segmento ST AVL de V1 a V4 pela oclusão proximal da coronária direita complicando com BAV total por envolvimento na descendente posterior, presença da onda P supra com suspeita de infarto atrial direito. Possivelmente o infra do segmento V5 e V6 se refere a lesões da descendente anterior.

Figura 3.54.

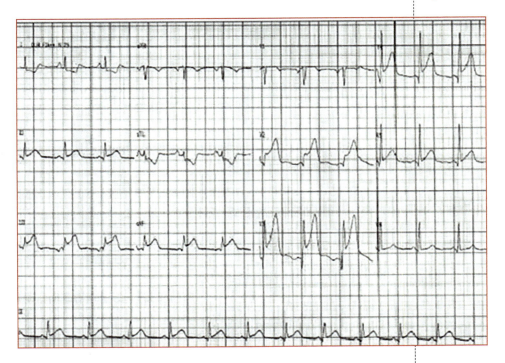

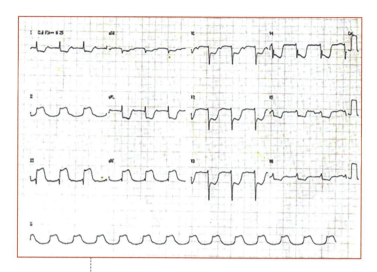

Figura 3.55.

Figura 3.56.

O ECG representa sexo masculino 70 anos dor no peito opressiva não suportável, sudorese importante na fase aguda no infarto do miocárdio, inferior e dorsal, nota-se supra retificado horizontal transmural do segmento ST de D3>D2 e AVF e AVL>AVR, infra do segmento ST de V1 a V4 pela oclusão proximal a coronária direita, associado PR longo visto em D1 por distúrbio de condução do NOAV, presença do infra do segmento ST em V5 e V6 por lesões obstrutivas na descendente anterior.

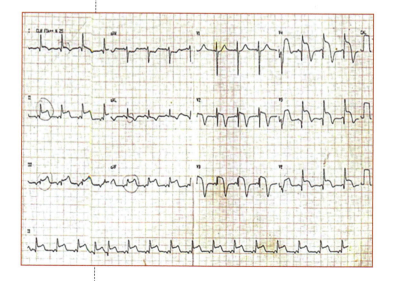

CIRCULAÇÃO CORONARIANA

O ECG mostra infarto miocárdico na fase subaguda nas derivações de V3 a V6 e D2>D3-AVF com ondas Q de necrose, injuria miocárdica e ondas T isquêmica pela oclusão distal a primeira diagonal da descendente anterior longa associada à taquicardia atrial direita inferior.

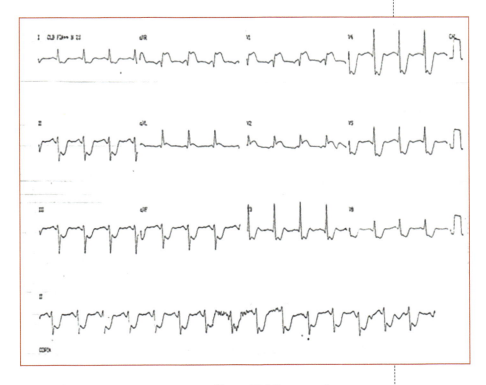

Figura 3.57.

Paciente 80 anos, masculino HAS com intensa dor no peito opressiva com infra do segmento ST em mais que sete (7) derivações de V3 a V6 –D1-D2-D3-AVF e supra do segmento ST AVR>V1 pela suboclusão do tronco da coronária esquerda.

4

ASPECTOS CLÍNICOS DO PACIENTE COM DOR NO PEITO

angina do peito o ECG tem uma importância central na avaliação de paciente pré-hospitalar e na sala de emergência apresentando com dor típica será opressiva, retroesternal, com duração prolongada difusa com irradiação para o membro superior esquerdo e/ou mandíbula associado com sudorese fria, estado nauseoso, palidez associado muitas vezes com hipotensão severa. O eletrocardiograma evolui habitualmente com o desvio do segmento ST supra ou infra e a onda T apiculada positiva, simétrica de voltagem proeminente associada com anormalidades da onda Q.

Os aspectos do segmento ST A B C D vistos acima são imagens consideradas dentro da normalidade. Os segmentos do ST suspeitos representando doença coronariana aguda e as suas modificações incluem: supra do segmento ST convexo ou côncavo, retificado horizontal superior, horizontal inferior, retificado ascendente superior e ou inferior com alterações da onda T com tendência a simétricas apiculadas e polaridade positiva ou negativa. O registro precoce do ECG na sala de emergência reduz dramaticamente a morbimortalidade quando é realizada a reperfusão miocárdica pela cinecoronariografia.

DOR NO PEITO NÃO ISQUEMICA

De um modo geral a dor no peito não compatível com isquemia miocárdica aárea atingida do tórax é pequena com duração prolongada e a irradiação é atípica, não há alterações do cenário clínico hemodinâmico como pressão arterial normal e ausência dos efeitos clínicos como náusea, mal estar, sudorese, palidez e outros sinais deverão estar ausentes. Devemos considerar as seguintes situações:

- A etiologia músculo esquelética.

- Situação de stress.

- Refluxo gástrico.

PERICARDITE

A dor da pericardite deve ser considerada virose sempre em jovens com sinais de infecção, febre, dor no peito que aumenta na inspiração ou mudança de posição do corpo, ausências de fatores de riscos associados, no entanto o ECG apresenta-se além da taquicardia sinusal ou arritmia supraventricular, há supra do segmento ST convexo difusa com voltagens reduzidas e imagem em espelho AVR-V1 e o achado típico da elevação do segmento PR em AVR e infra em D2-V5 e V6. Ocasionalmente o segmento ST pode ser côncavo com relação à linha de base e será levantado a suspeita de uma miocardite neste caso o ECG apresenta-se semelhante ao infarto agudo com presença de supra ou infra do segmento ST, ondas Q patológica de duração prolongada e QRS de baixa voltagem associada à taquicardia sinusal.

ASPECTOS CLÍNICOS DO PACIENTE COM DOR NO PEITO

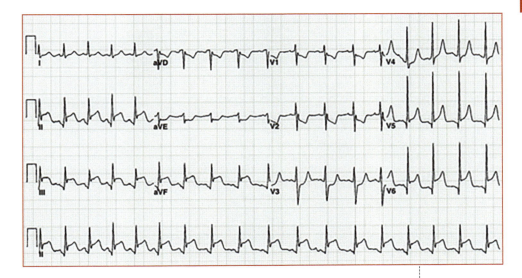

Figura 4.1.

Taquicardia sinusal, supra do segmento ST difuso, imagem em espelho AVR-V1 e supra do segmento PR em AVR e infra do segmento PR em D2.

ANEURISMA DISSECANTE DA AORTA OU HEMATOMA INTRAMURAL NA AORTA

A dor usualmente se apresenta de forma constante intensa que frequentemente se localiza na região dorsal do tórax. O eletrocardiograma já se encontra formalmente alterado com sinais de sobrecarga ventricular esquerda com o segmento ST espelho elevado em V1-V2 imagem indireta de V5 e V6 com ST infra e onda T assimétrica constituindo o padrão Strain. Contudo se há dissecção é proximal ao anel da Aorta atingindo as artérias coronarianas, o eletrocardiograma se apresentará com segmento ST supra na parede anterior e/ou inferior.

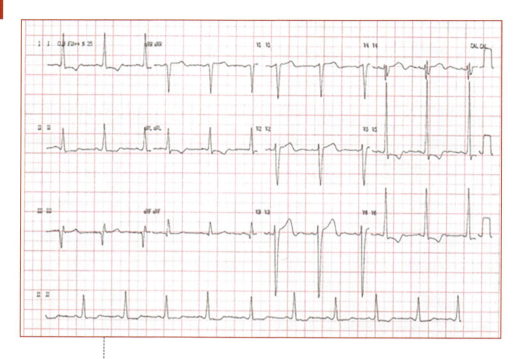

Figura 4.2. Paciente masculino 65 anos, com intensa dor lombar associado, náusea, sudorese e hipotenso. O ECG apresentava sobrecarga ventricular esquerda tipo padrão Strain.

EMBOLIA PULMONAR

-A embolia importante de uma artéria pulmonar se apresenta com grande repercussão clínica frequentemente com dispnéia intensa, tosse, febre, cianose labial, turgência jugular, dor abdominal devido a hepatomegalia em face à dilatação aguda importante do ventrículo direito relacionado à hipertensão arterial pulmonar aguda, acarreta redução do debito cardíaco e do fluxo coronariano, com o surgimento de maior demanda de oxigênio na vigência da hipóxia e taquicardia sinusal. As alterações do eletrocardiograma na embolia pulmonar são inespecíficas e transitórias a onda P de elevada voltagem, apiculada e desviado o ÂP para direita visível em D2-D3-AVF com o padrão de sobrecarga atrial direito, pode evidenciar infra ou supra do segmento ST mostrando o sinal da escada com o segmento ST de inicio alto e longo logo após apresenta rápida ascensão. Nas precordiais pode ter o QRS supra do segmento ST de V1 a V3 e infra de V5-V6. A ocorrência da sobrecarga ventricular direita aguda imprime a rotação horária em torno de um eixo imaginário da ponta para a base, traduzida no eletrocardiograma pelo AQRS desviado para direita e o padrão de Mc Ginn– White S1-Q3 e T3 sinal típico visto na embolia pulmonar e diversos graus de atraso da condução de estimulo pelo ramo direito. São comuns a ocorrência taquicardia sinusal, atrial, fibrilação atrial e mais raramente o flutter atrial.

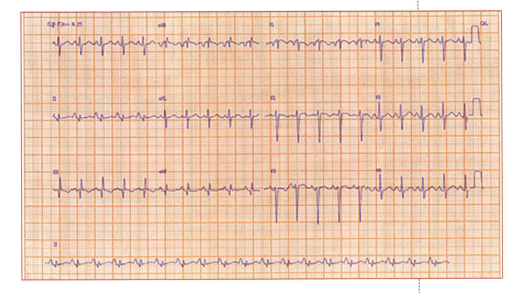

Figura 4.3.

ONDA U ISQUEMICA

A onda U tem sua gênese controversa com relação a sua origem, há estudos mostrando originadas pelas células M região média intramiocárdica ou por pós--potencial de origem ventricular ou pela repolarização das fibras de Purkinge. Pode-se observar que a onda U normal encontra-se após a onda T, é observada principalmente nas derivações V2-V3-V4 com deflexão reduzida, arredondada, baixa amplitude e com polaridade positiva. Ocasionalmente a isquemia miocárdica pela oclusão da descendente anterior pode mostrar sinais de isquemia através do supra ou infra do segmento ST, onda T apiculada simétrica, associada com onda U de polaridade negativa com 100% de especificidade referente a oclusão da descendente anterior, principalmente na ausência de dor no peito, ou no curso de síndrome coronariana atípica, ou no espasmo coronariano agudo. O ECG evolui muitas vezes associado de T negativa para uma pseudo normalização apresentando positividade juntamente com supra do segmento ST. O aumento da amplitude da onda T e onda U positiva ou negativa em V1 e V2 na maioria das vezes são geradas pela isquemia coronariana posterior.

Figura 4.4.

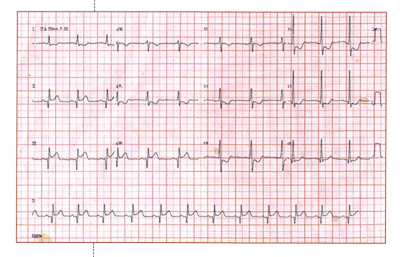

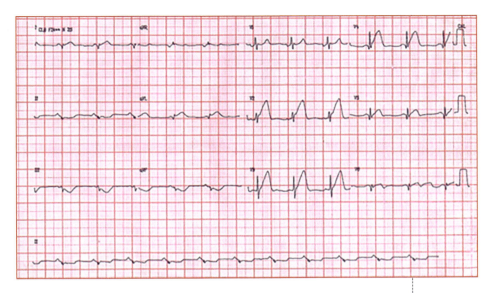

Figura 4.5.
Stent – Prévio

ALTERAÇÕES ESPECÍFICAS DO ECG COM AVC

As doenças cerebrovasculares podem essencialmente evoluir com anormalidades no eletrocardiograma principalmente na repolarização ventricular. Os achados marcantes no ECG são encontrados das hemorragias subaracnóidea, mostrando alterações na onda T de polaridade negativa gigante e bizarra simulando doença isquêmica miocárdica, são conhecidas por onda T cerebral, associam-se comumente com ondas U proeminente além do aumento do intervalo QT. Pode-se também encontrar importante supra do segmento ST na parede anterior simulando evento isquêmico agudo. A incidência das alterações no ECG no AVC agudo, varia de 60 a 80% dos casos. Contudo as alterações bizarras da onda T e onda U são transitórias na maioria das vezes. Além das alterações morfológicas isquêmicas é comum ocorrer com associações de taquiarritmias benignas e/ou graves com QRS largos alternando e períodos de bradiarritmias. Em 80% dos pacientes com AVC acometidos com fibrilação atrial crônica pode ser causa e efeito dos derrames cerebrais. O mecanismo maior da patogenia é que a lesão arterial cerebral pode resultar numa excessiva atividade simpática adrenérgica com produções elevadas de catecolaminas. Associação entre doença coronariana e AVC é alta e leva ao aumento da demanda de oxigênio, portanto lesando músculo miocárdico.

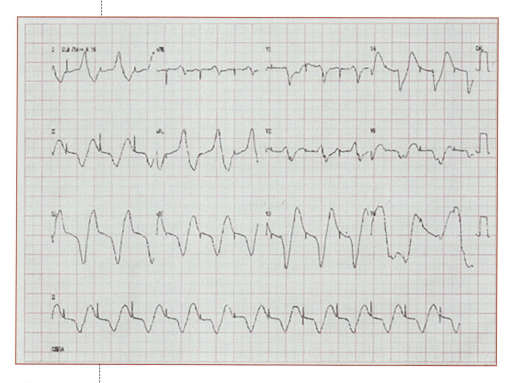

Figura 4.6.

ASPECTOS CLÍNICOS DO PACIENTE COM DOR NO PEITO

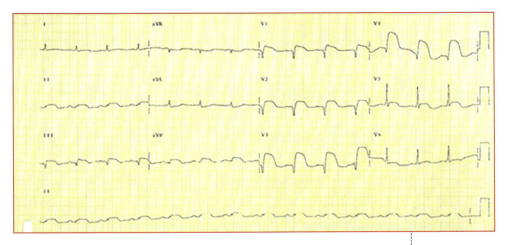

Figura 4.7.

5

SÍNDROME CORONARIANA AGUDA

O conceito de síndrome coronariana aguda evoluída com elevação do segmento ST secundaria a oclusão total de uma artéria coronária epicárdica, foi baseada e desenvolvida pelo fato de detectar que o supra do segmento ST é visto nas derivações das faces voltadas para as regiões com infarto transmural. Os aspectos morfológicos típicos do segmento ST elevado é convexo com relação a linha de base e que devem persistir por mais de 30 minutos. O segmento ST deve ter voltagem maior ou igual a 1mm nas seguintes derivações ; D1-D2-D3 AVL-V5 e V6 ou 2mm maior ou igual nas Derivações de V1 a V4. Esses critérios foram baseados na 4ª DEFINIÇÃO UNIVERSAL DO INFARTO AGUDO DO MIOCARDIO EM 2018, para ser considerado síndrome coronariana aguda,em alguns casos com oclusão da artéria coronariana epicárdica, a amplitude do segmento ST, pode ser menor que o corte apresentado. Contudo muitos pacientes com elevação do segmento ST, acima do limiar imposto não tem isquemia transmural aguda. Usando os critérios de MINNESOTA 85% de todos os casos com suspeita de doença coronariana corretamente, com elevação do segmento ST em geral é convexo e persiste por mais de 30minutos, tem alta especificidade de 95% e sensibilidade intermediaria menor que 60%.

A especificidade do desvio segmento ST supra ou infradesnivelado tem aumentado quando há mudanças dinâmicas em uma nova elevação do segmento ST, mesmo quando outras variáveis são adicionadas no QRS-ST-T, a fonte diagnosticada do infarto agudo não será aumentada. Devemos sempre correlacionar essas mudanças do segmento ST com a clínica do paciente, portanto é importante melhorar as nossas habilidades para as isquemias não ST supra e nem onda Q de necrose. A angina variante de Prinzmetal secundaria ao vaso espasmo mostram ondas T altas apiculadas simétricas, base larga e o segmento ST podem ser côncavo.

A definição mais ampla e completa da 4ª DEFINIÇÃO NO INFARTO DO MIOCARDICO DE 2018, que especifica as modificações do eletrocardiograma sugestiva isquemia miocárdica aguda na ausência de sobrecarga ventricular esquerda e bloqueios de ramos são: Na elevação do ponto J e ST no mínimo em duas derivações contiguas, com o corte igual ou maior que 1mm em todas derivações, exceto as derivações V2-V3 cujo corte aplicado é maior ou igual a 2mm em homens maior que 40 anos e idade e 2.5mm em homens abaixo de 40 anos, em mulheres será maior que 1,5mm independente da idade, ou novo segmento horizontal ou ascendente no segmento ST ou retificado descendente em duas derivações contiguas, associados as ondas T com polaridades negativas maior que 1mm em duas derivações contiguas, ou com R proeminente R/S>1.

A área de risco visualizada no ECG pela artéria coronariana ocluída é criticamente importante na síndrome coronariana aguda, existem dados científicos dessa correlação do eletrocardiograma, com o resultado angiográfico de um único vaso coronariano mais que as oclusões multi arteriais.

A correlação dos sinais de anormalidade do ECG para predizer artéria culpada na fase aguda, torna-se possível usando o valor máximo do segmento ST para o diagnóstico preciso, tanto no plano frontal como horizontal.

Os trabalhos realizados por Antônio Bayer de Lunas construiu um algoritmo para os padrões da síndrome coronariana aguda correlacionando o ECG com a elevação do segmento ST e mudanças recíprocas com a área da isquemia miocárdica e a mais provável artéria ocluída.

SEGMENTO ST MAIS PROEMINENTE EM DERIVAÇÕES PRECORDIAIS E EM AVL DA ARTÉRIA OCLUIDA

1. Oclusão proximal da artéria descendente anterior curta proximal a primeira diagonal e distal a primeira septal.

- Mudanças do segmento ST
- Supra do ST em AVL, V1 a V5 e em AVR
- Infra em D2-D3-AVF e algumas vezes V6.

2. Oclusão proximal da artéria descendente curta proximal a primeira diagonal, mas distal a primeira septal.

- Mudança do segmento ST
- Supra do ST de V2 aV6-D1 e AVL
- Infra do ST-D2-D3 e AVF

3. Oclusão da artéria descendente anterior longa.

- Mudança do segmento ST
- Supra do ST de V1 a V6-AVL-D2-D3 e AVF

4. Oclusão da artéria descendente anterior longa distal a primeira diagonal e a primeira septal.

- Mudança o segmento ST
- Supra do ST de V2 a V5
- Supra ST-D2-D3-AVF ou isodifásicas

5. Variação Anatômica na oclusão da descendente proximal a 1ª septal mais distal a primeira diagonal.

- Supra de ST de V1 a V5 e AVR
- ST supra D2-D3 e AVR ou isodifasismo
- ST infra em V6

6. Suboclusão da descendente anterior, incluindo primeira diagonal, mas não a primeira septal, ou oclusão seletiva da primeira diagonal.

- Supra do ST D1 AVL e algumas vezes de V2 a V6
- Infra do ST D2-D3 e AVF, sendo que D3>D2

7. Suboclusão da descendente anterior, incluindo a primeira septal, mas não a primeira diagonal ou oclusão raramente na primeira septal.

- Supra de V1- V2e AVR
- Infra D2-D3-AVF e V6

8. Oclusão total do tronco da coronária esquerda.

- Supra de V2 a V6 - AVL e D1

- Infra D2-D3-AVF

- Muito frequentemente associado com bloqueio total do ramo direito e bloqueio da divisão antero superior

ANÁLISE ELETROCARDIOGRAFICA REFERENTE À OCLUSÃO DA DESCENDENTEANTERIOR

A descendente anterior perfundem a parede anterior, septo, grande parte do septo inferior e em 80% dos casos anatômicos ultrapassa a região apical e parte da parede inferior. Geralmente a primeira diagonal está localizada distal a primeira septal em 90% dos indivíduos e 10% ao contrário.

1. A oclusão pode estar localizada:

- Proximal a primeira diagonal e a primeira septal.

- Proximal a primeira diagonal porem distal a primeira septal.

- Distal a primeira septal e a primeira diagonal.

- Proximal a primeira septal, mas não a primeira diagonal.

- Oclusão da descendente anterior, abrangendo os ramos diagonais, mas não os ramos septais, ou apenas oclusão seletiva na primeira e segunda diagonal.

- Oclusão da descendente anterior abrangendo raramente os ramos septais, mas não o ramo da artéria diagonalis.

OCLUSÃO DESCENDENTE ANTERIOR PROXIMAL A PRIMEIRA DIAGONAL E PRIMEIRA SEPTAL

O vetor da injuria no plano horizontal está dirigida anteriormente e no plano frontal para cima, direita ou esquerda. A projeção do vetor de injuria em ambos planos nos Hemicampos positivo e negativo das diferentes derivações, explicam o desnivelamento do segmento ST de V1 a V4 e AVR, se o envolvimento na área antero lateral a elevação do ST é também vista em AVL, nesse caso a mudança é menor em AVR e vice-versa. O segmento ST infra, ocorre nas derivações inferiores, sendo que o ST é maior D2 que D3.

Geralmente em V5 e V6 ocorre infra do segmento ST.

OCLUSÃO PROXIMAL DESCENDENTE ANTERIOR A PRIMEIRA DIAGONAL, PORÉM DISTAL A PRIMEIRA SEPTAL

A área de risco está representada pela parede anterior lateral e septo baixo do ventrículo esquerdo, o vetor representativo do segmento ST é dirigido anterior no plano horizontal e para cima e a esquerda do plano frontal, a projeção desse vetor de injuria, em diferentes Hemicampos positivo e negativo explica o supra segmento de V2 para V6-D1 especialmente AVL e infra de D3>D2, isso porque D3 é oposto a AVL. A parede mais superior e lateral do ventrículo esquerdo é perfundida pela artéria circunflexa.

OCLUSÃO PROXIMAL DA DESCENDENTE ANTERIOR DISTAL A PRIMEIRA SEPTAL E A PRIMEIRA DIAGONAL

A área de risco envolvida no ventrículo esquerdo encontra-se no terço distal e quase sempre a parede inferior, nesses casos o vetor de injuria do segmento ST está dirigido anteriormente no plano horizontal e a esquerda. Quando a descendente anterior é longa em mais de 80% dos casos, perfunde a porção da parede do ventrículo esquerdo, então o vetor do segmento ST é claramente dirigido para baixo e para a esquerda. Essa projeção desse vetor de injuria, em ambos os planos explicam supra de ST de V3 a V6, porém não em V1e/ou AVR, devido o vetor se dirigir para baixo e para a esquerda, o supra do segmento ST em D2 é maior que o segmento ST em D3.

ANATOMIA VARIANTE DA OCLUSÃO PROXIMAL DA DESCENDENTE ANTERIOR DA PRIMEIRA SEPTAL, PORÉM DISTAL PRIMEIRA DIAGONAL

A oclusão da anatomia variante ocorre raramente abaixo de 10%, a área de risco do ventrículo esquerdo é extensa, o vetor de injuria do segmento ST é dirigido anteriormente pelo plano horizontal para a direita e para baixo do plano frontal, os Hemicampos positivos e negativos caso a descendente anterior cruza a região apical, o eletrocardiograma apresenta supra do segmento de V1 a V4-D2-D3-AVF, sendo que D3 é maior que D2 e infra em V6.

SEGMENTOST MAIS PROEMINENTE EM DERIVAÇÕES INFERIORES E OU LATERAIS

OCLUSÃO PROXIMAL DA ARTÉRIA CORONÁRIA DIREITA

- Mudança do segmento ST
- Supra do segmento ST- D2-D3-AVF-D3>D2
- Infra do segmento ST em D1 e AVL
- Supra de V4R com infarto no ventrículo direito
- Segmento ST isoelétrico ou supra em V1

OCLUSÃO DISTAL DA CORONÁRIA DIREITA

- Mudança do segmento ST
- Supra D2-D3-AVF com D3>D2
- Infra em V1 e AVL
- Infra em V1-AV3, porém se a zona afetada for muito pequena, não haverá infra do segmento V1 e V2.

OCLUSÃO DA CORONÁRIA DIREITA SUPERDOMINANTE

- Mudança do segmento ST
- Supra D2-D3-AVF-D3>D2
- Se a oclusão é proximal, haverá supra do ST sendo que V1 > V3 – supra de V5 e V6>2mm
- Infra em D1 e AVL com AVL >D1

Oclusão da circunflexa proximal a primeira obtusa marginal

- Mudança do segmento ST
- Infra do segmento ST de V1 a V3 maior que a somatória em voltagem em derivação anterior
- Supra do segmento ST-D2-D3-AVF, sendo que D2>D3
- Supra de V5e V6 e D1 e AVL
- Oclusão da obtusa marginal da circunflexa

Mudança do Segmento ST

- Supra do segmento ST V5-V6 e/ou D2-D3 e AVF de pequena voltagem
- Oclusão dominante da circunflexa
- Mudança do segmento ST
- Supra do ST D2-D3-AVF, sendo que D2>D3 e frequentemente a somatória a derivações inferiores são maiores que a somatória do infra de V1 a V3
- Infra do ST em AVL, não em D1
- Supra do segmento em V5 e V6 de grandes igualdades.

OCLUSÃO PROXIMALMARGINAL DA CORONÁRIA DIREITA

Quando a oclusão da coronária direita é proximal à artéria marginal do ventrículo direito a qual perfunde a parede livre do ventrículo direito e parede inferior do ventrículo esquerdo e ao longo do seu percurso é dividida em dois ramos, a descendente posterior a qual define a dominância em 80% dos casos da circulação coronariana a qual se dirige para região inferior septal e atinge e irriga o NOAV. O ramo póstero lateral da coronária direita, que irriga o ápice da parede do ventrículo esquerdo. Na fase aguda de sua oclusão proximal da artéria marginal do ventrículo direito, pode ser suspeitada pelo supra do segmento ST D3>D2 e AVF e infra de AVL>D1, mas também pode ocasionar supra do segmento ST em V1-V2 e V3, sendo que o ST de V1>V3. Essas mudanças precordiais a direita incluindo supra do segmento ST V3R-V4R e onda T apiculada simétrica, só pode ser detectada na fase hiper aguda do infarto. Portanto a ausência dos sinais no ECG do infarto no ventrículo direito não pode ser excluído o diagnóstico numa fase mais tardia do infarto.

O supra ou isoelétrico em V1 do segmento ST é muito útil para o diagnóstico de extensão do infarto da parede inferior para o ventrículo direito. Em alguns casos o ECG não mostra o supra do ST de V1a V3. O vetor da injuria da oclusão da coronária proximal, é dirigida mais para a direita, que para a região do plano horizontal. A projeção do vetor da injuria nos Hemicampos negativos e positivos das derivações mostram que no plano frontal o supra do segmento ST-D3>V2 e infra AVL>D1.

A projeção de injuria no plano horizontal pode estar entre 100 a 200 graus, que explica o supra de V1 a V3 e V3R e V4R.

OCLUSÃO DISTAL A MARGINAL DA CORONÁRIA DIREITA

O envolvimento deste sitio anatômico de oclusão atinge mais os segmentos ínfero basal e parte da região apical, nesses casos não há infarto do ventrículo direito, visto que o ramo marginal que perfunde o ventrículo direito é proximal. O vetor do segmento no plano frontal é dirigido para baixo e para direita. A somação de voltagem do suprasegmento ST em D2-D3-AVF, sempre será maior que o infra do segmento ST de V1a V3, o qual representa a imagem em espelho na região posterior do plano horizontal. A projeção do vetor do segmento ST dos Hemicampos positivos e negativos, nas derivações explicam porque há mais supra de V2-V3-AVF maior que as voltagens do infra ST-V1-V2-V3.

OCLUSÃODA CORONÁRIA DIREITA LONGA

Quando a coronária direita além de dominante, emitindo o ramo descendente posterior tem a sua dimensão cruzando o ápice e atingindo a parede livre do ventrículo esquerdo, habitualmente esse caráter do comprimento alongado, em geral a coronária descendente anterior é curta. Os ramos póstero lateral da coronária direita são longos, neste cenário, a área infartada de risco envolve parte da zona ínfero lateral septo inferior e região apical.

O vetor de injuria do segmento ST, dirige-se para baixo e para direita do plano frontal e no plano horizontal posteriormente para direita, na presença da oclusão proximal ao ramo marginal do ventrículo direito. O vetor de injuria está dirigido para direita e pode ocupar o Hemicampo positivo de V1.

A presença de um segmento ST supra em V5-V6 se deve a um vetor localizado próximo ao ápice, ao qual desenvolve o supra devido a sua proximidade, esse vetor localizado a esquerda é mais comum na ausência do infarto do ventrículo direito. A elevação do segmento ST-D2-D3 são de grandes voltagens.

O segmento ST pode ser levemente supra em V1. Quando a coronária direita é muito longa, o supra de V5 e V6 tem voltagem maior que 2mm, mas não há supra em AVL e D1. Em excepcionais casos Dissecção da válvula Aorta que afeta a coronária direita pode ter supra do segmento ST de V1 a V6.

OCLUSÃO PROXIMAL DA CIRCUNFLEXA DA OBTUSA MARGINAL

A circunflexa é dominante em 20% dos casos, quando sua oclusão ocorre proximal a artéria obtusa marginal, as áreas de risco envolvem grande parte da zona ínfero lateral alto e baixo, porções do septo interventricular. O vetor do segmento ST é dirigido para a esquerda e para baixo no plano frontal e posteriormente no plano horizontal, também a esquerda. A projeção do vetor segmento ST nos Hemicampos positivo e negativo nas derivações podem explicar o supra do segmento em D1 e AVL, supra do ST de D2>D3, associado ao infra do segmento ST de V1 a V3, cuja somação de voltagem será igual ou mais alta que as variações do segmento ST produzidas na parede inferior.

Quando a circunflexa é dominante, as projeções do vetor de injuria mostram os seguintes aspectos: O segmento ST está infra em AVL mas não em D1, esse vetor do segmento ST na circunflexa dominante, ele é projetado no plano frontal em 60 e 90 graus, isso significa que cai no Hemicampo negativo de AVL, no entanto ainda se encontra no campo positivo de D1. O supra do segmento ST-D2-D3-AVF, podem ser semelhante a voltagem que ocorre no segmento ST de V1 a V3. Contudo há casos de dominância da circunflexa de supra D2-D3-AVF serem maior que o infra do segmento de V1 a V3, é comum o segmento de D2 ser maior que o segmento de D3, isso porque a projeção do vetor do segmento ST projetado no plano frontal entre 60 e 90 graus, significando que cai do Hemicampo de D2 e negativo do AVL. O supra do segmento ST em V5 e V6, é visto usualmente sendo maior que o supra que ocorre na oclusão da coronária direita dominante. Em alguns casos, o infra do segmento ST de V1 a V3 é mais importante que a voltagem de D2-D3-AVL, nesses casos a voltagem de V3>V4.

OCLUSÃO OBTUSA MARGINAL DA CIRCUFLEXA

Quando há oclusão da primeira artéria obtusa marginal sem envolvimento, da artéria circunflexa, a área infartada de risco inclui grandes proporções das regiões antero lateral e inferior do ventrículo esquerdo. O vetor do segmento ST no plano frontal é dirigido para a esquerda e para baixo ou para cima, vai depender do curso do ramo da obtusa, no plano horizontal encontra-se projetado posteriormente. A projeção do segmento ST da primeira obtusa marginal, nos Hemicampos positivo e negativo nas diferentes derivações no plano frontal e horizontal, mostra supra de pequena amplitude D1-VL-V5-V6 e supra de pequena amplitude de D2> AVF, se o ST é projetado entre 60 e 90 graus para baixo e a esquerda, pode haver infra ou isoelétrico do segmento ST em AVL, mas não em D1.

A distribuição da obtusa marginal varia entre os indivíduos, portanto o ECG sofre variações de conformidade com essas características.

6

EXTRATIFICAÇÃO DE GRAVIDADE DO SEGMENTO ST

As características estudadas fundamentada com base de deslocamento ST, o ECG será analisado levando em consideração os seguintes aspectos; analisar a elevação e depressão do segmento ST em diferentes Hemicampos nas derivações que permite localizar o sitio de oclusão da artéria e a área de risco infartada. Deve ser feito a somação do segmento ST, tanto infra como supra para complementar o conhecimento da área de risco miocárdica infartada.

A análise dos aspectos morfológicos dos segmentos ST convexo são os de maiores incidência do que o tipo segmento ST côncavo, o ST retificado horizontal superior a linha de base e inferior, o ST retificado ascendente e descendente, o segmento ST tipo parabólico é considerado um dos mais graves sinais de severidade isquêmica com grande risco de arritmias letais e que todos esses aspectos morfológicos do segmento ST possam trazer de modo crucial o conhecimento da área infartada, dando informações com relação ao prognóstico. Checar as mudanças dinâmicas do segmento ST do ECG nas fases hiper agudas e agudas. Todos esses aspectos são usados na análise para definir a morbimortalidade os quais são complementados com a clínica, os biomarcadores sanguíneos, a idade, fatores de risco como hipertensão, diabetes e doenças estruturais. Em geral a oclusão a descendente anterior, tem um prognóstico de maior risco na área antero septal que na zona ínfero lateral, há uma clara depressão do segmento ST-D2-D3-AVF-V5-V6 e supra do segmento AVL em D1. O supra do segmento ST em AVR-V1 representa um grupo de pacientes com mais alta incidência de gravidade na oclusão da primeira artéria septal proximal da descendente anterior, levando a um estado crítico hemodinâmico comparado com os outros setores da circulação coronariana do miocárdio. A importância do prognóstico na presença de um novo bloqueio do ramo direito no grupo de pacientes com oclusão proximal da primeira septal na descendente anterior. A somatória da elevação proeminente de voltagem do segmento ST associado com QRS largo, são traduzidos por um estado hemodinâmico crítico.

7

CRITÉRIO DE RISCO NA SINDROME CORONARIANA AGUDA ENVOLVENDO A PAREDE ÍNFERO LATERAL E VENTRÍCULO DIREITO

A severidade da isquemia miocárdica com a oclusão proximal da artéria coronária direita que se manifesta no eletrocardiograma, tem as seguintes características:

- Supra em segmento ST-D2-D3-AVF-V3R-V4R-V1-V2-V3, sendo que o supra do ST de V1>V3.

- A presença de coronária direita dominante o segmento ST encontra-se elevado em V5-V6>2mm.

- Na vigência da oclusão na coronária circunflexa dominante notam-se grandes voltagens do infra no segmento ST de V1 a V3 associado com supra de ST-D2>D3-AVF e infra do segmento ST na derivação AVL, portanto o vetor da injuria se projeta entre +60graus e 90graus.

- A presença de distúrbio de condução do NOAV Mobitz do segundo grau e BAV total.

8

CLASSIFICAÇÃO DA ISQUEMIA MIOCÁRDICA

- **Grau 1**: eletrocardiograma com onda T alta apiculada, simétrica e polaridade positiva sem supra do segmento ST.

- **Grau 2**: presença de supra do segmento ST, com onda T positiva apiculada, simétrica e QRS sem distorção da parte terminal.

- **Grau 3**: Eletrocardiograma com supra do segmento ST, ondas T positiva, apiculada assimétrica, com distorção do QRS em duas ou mais derivações conjugadas, a distorção do QRS é definida com o desaparecimento das ondas S que ocorrem comumente de V1 a V3 ou deslocamento do ponto J maior que 50% do R seguinte nas derivações que tem morfologia qR. A onda T e a sua variação na amplitude é normal, sem elevação do segmento ST sua avaliação é limitada e esses pacientes normalmente tem circulação colateral, associada a sub oclusões de uma artéria coronariana epicárdica sugerindo proteção parcial do miocárdio que previne a distorção do QRS na sua parte final.

9

ABORDAGEM DO SITIO DE OCLUSÃO ARTÉRIA CORONARIANA BASEADO NA VOLTAGEM DO SEGMENTO ST, NO PLANO FRONTAL E HORIZONTAL

1. SUPRA DE V1-V2-V5-V6-AVL

- Análise de ST-D3-AVF
- Infra do ST-D3-AVF>2,5mm
- Oclusão encontra-se proximal primeira diagonal

2. SUPRA DE V1-V2-V5-V6-AVL

- Análise de ST-D3-AVF
- Infra do ST-D3-AVF>2,5mm

- Oclusão encontra-se proximal primeira diagonal
- ST isoelétrico ou supra de D3>AVF
- Oclusão distal a primeira diagonal e a primeira septal

SITIO DE OCLUSÃO DA DESCENDENTE ANTERIOR ST-V1-V2-V5-V6

1. ANÁLISE DE AVR-V1-V6

A somatória de voltagem do segmento ST em AVR+V1-V6>/=0 a oclusão encontra-se proximal a primeira septal.

A somatória de voltagem do segmento ST em AVR+V1-V6<0 a oclusão encontra-se distal a primeira septal.

A sensibilidade, especificidade e valores preditivos positivo, com lesões únicas na descendente anterior tem variação de positividade entre 80 a 100%. A abordagem para identificar o sitio de oclusão da descendente anterior, com os analises de voltagens e segmentos ST de V1-V2-V5-V6mostraram altos valores preditivos. Os segmentos ST são analisados nas derivações D2-D3-AVF, para observarem os valores e voltagens com relação ao infra desnivelamento segundo as mudanças encontradas pode-se predizer o sitio proximal ou distal para primeira diagonal ou primeira septal.

Quando o segmento ST em V1 e/ou infra em V6, realizando a somatória de voltagens de AVR+V1-V6>0, a oclusão encontra-se proximal a primeira septal.

Quando o segmento ST está isoelétrico em D3 e AVF associado com supra V1-V2-V5-V6ou mostrar elevação do segmento do ST em D2-D3-AVF, a oclusão é distal primeira diagonal. Na avaliação do desvio segmento ST em AVR-V5-V6 será para avaliar a oclusão da descendente anterior se é proximal ou distal. O método comparativo de oclusão da descendente anterior com supra de V1-V2-V5-V6 produzindo uma elevação ST de D2>D3 a oclusão é distal a primeira diagonal e a primeira septal, isso porque o vetor de injuria está dirigindo-se para o Apex. Adicionalmente quando há um novo bloqueio completo do ramo direito visto na vigência do infarto anterior, tem alto valor preditivo para inferir que a oclusão é proximal a primeira septal com alta especificidade e baixa sensibilidade.

Quando há supra do segmento ST-D1-AVL-V5-V6, a oclusão pode ser a primeira diagonal ou a primeira ou segunda marginal da circunflexa ou raramente a uma oclusão de um ramo intermediário.

ABORDAGEM DO SUPRA DO SEGMENTO ST NAS DERIVAÇÕES DO ECG

A sequência de abordagem para distinguir entre oclusão da coronária direita ou circunflexa da artéria culpada pode-se predizer que a artéria culpada será definida e o diagnóstico será feito com sucesso acima de 95% dos casos em pacientes com lesão de um único vaso. Quando a infra do segmento ST de V1-V3 como padrão de espelho em envolvimento da parede posterior. Pode ser útil avaliação do segmento ST em V3R-V4R para incluir ou excluir a coronária direita. Visto que V4R não é rotineiramente registrada em face às frequentes alterações ocorridas nessas derivações são transitórias. Nós usaremos as sequências de mudanças do segmento ST visto que nas doze derivações do ECG para predizer a artéria culpada, coronária direita ou circunflexa são de alta especificidade e sensibilidade.

1. Inicialmente avaliamos o segmento ST em D1, caso haja infra do segmento ST a oclusão da artéria culpada está localizada na coronária direita, ao contrario, se há supra do segmento ST em D1 artéria culpada será a circunflexa.

2. Quando há um supra do segmento ST em D2>D3-AVF a oclusão da artéria culpada será a circunflexa.

3. Quando há um supra do segmento ST de D3>D2 será avaliado a relação de somatória de voltagem do segmento ST de V1 a V3 visto no numerador da fração sobre a somatória do segmento ST de D2-D3-AVF no denominador, quando maior que 1 a artéria culpada será a circunflexa, quando a somatória de voltagem do segmento ST dessa relação é menor ou igual a 1, a artéria culpada será coronária direita, com acerto de 95% dos casos.

4. Quando há associação do supra do segmento ST de D3>ST de D2 e infra do segmento em AVL, haverá uma alta especificidade e valor preditivo positivo para a coronária direita. Com a determinação da coronária direita como artéria culpada, será necessário saber se a oclusão é proximal ou distal, a artéria marginal do ventrículo direito, a derivação V1 sendo isoelétrica a oclusão é proximal, enquanto que havendo infra em V1 a oclusão da coronária direita será distal. Alguns casos da oclusão da circunflexa, as mudanças do infra segmento ST de V1 a V3 como imagens em espelho da parede posterior, a somatória do infra de V1 a V3 sendo maior e mais evidente que o supra de D2-D3-AVF, provável ocorrer maior envolvimento da parede posterior, visto que a projeção do vetor segmento S é melhor observado no plano horizontal que no plano frontal e o supra de segmento ST em V3>V1, nessas circunstâncias a elevação do segmento ST-D2-D3-AVF do segmento serão mínimas.

5. Em raros casos quando há uma longa coronária direita com dominância e oclusão proximal da artéria do ventrículo direito, além do suprasegmento D3>D2-AVF, supra do segmento de V1>V3, supra V3R-V4R referente ao infarto do ventrículo direito, associado à supra segmento ST-V5-V6 o qual é explicado pela proximidade dessas derivações ao Apex e não se refere às projeções dos vetores essenciais que ocorrem na obstrução da coronária direita.

OCLUSÃO DO TRONCO DA CORONARIA ESQUERDA

Tipicamente pacientes tem consequências clínicas desastrosas, ocorrendo fibrilação ventricular e morte súbita antes da chegada em hospitais de emergência, principalmente quando a oclusão do tronco é total. Quando são atendidos em salas de emergência em estado de choque cardiogênico, na maioria dos casos existe uma boa circulação colateral. A sub oclusão do tronco da coronária esquerda o eletrocardiograma mostra as seguintes características, o infra do segmento ST em números de derivações >/=7 o supra em Avr>V1 e infra D2>D3-AVF e de V2 a V6. O ECG na oclusão do tronco da coronária esquerda os segmentos ST há um supra que ocorre de V2-V6-D1-AVL e infra do segmento ST em D2-D3-AVF com padrão de bloqueio completo no ramo direito e bloqueio da divisão antero superior, são frequentes o envolvimento da circunflexa, que pode levar o infra do segmento ST em AVR-V1 atenuando os aspectos da elevação do segmento ST em AVR-V1. Contudo há as seguintes exceções:

a. Artéria circunflexa pode não surgir no tronco da coronária esquerda, mas do ostio da coronária direita separado da aorta.

b. Se há uma extensa circulação colateral o eletrocardiograma nesses casos da oclusão total de tronco, pode se apresentar como uma isquemia sub endocárdica circunferencial por sub oclusão da coronária esquerda.

DADOS ELETROCARDIOGRÁFICOS ADVERSOS NA EVOLUÇÃO EM CURTO EA LONGO PRAZO NO INFARTO AGUDO

1. Persistencia de taquicardia sinusal ou outras arritmias.

2. Persistencia do supra do segmento ST ou mudança na sua voltagem, com nenhuma onda T de polaridade negativa traduzindo uma marca de prognóstico adverso.

3. Ocorrência de taquicardia ventricular, nas primeiras 24 horas.

4. QRS largo por acometimento no bloqueio do ramo direito e bloqueio da divisão antero superior. O bloqueio do ramo esquerdo é mais raro porque recebe dupla perfusão.

5. Os infartos antero apical em geral, está associado com evolução de pior prognóstico que os infartos de ínfero lateral.

6. Recentes estudos mostraram, que pacientes com onda Q e T negativa tem pior resultado que onda Q sem ondas T negativas.

7. Paciente com distúrbio de condução associado com infarto agudo, o prognóstico é mais afetado que aqueles não afetados pelos bloqueios.

12

ISQUEMIA SILENCIOSA

A isquemia silenciosa representa uma perfusão inadequada, com alterações do segmento ST supra ou infra, onda T isquêmica e onda Q de necrose, é clinicamente frequente do ponto de vista estatística ocorrer na síndrome coronariana aguda e crônica e é observada no ECG, Holter e teste ergométrico, portanto sem dor típica anginosa ou sintomas equivalentes, como dispnéia, hipotensão, sudorese fria e sensação de morte iminente. Tipos de isquemias silenciosas:

TIPO 1

É diagnosticada quando a angina do peito não está presente, mesmo durante o infarto agudo, nos estudos já realizados tem uma incidência de 20% dos segmentos que desenvolveram ondas Q de necrose, os biomarcadores foram confirmados juntamente com a realização da cineangiocardiografia coronariana.

TIPO 2

Representa casos de doença coronariana silenciosa, em que há episódios de angina e alternativamente não há relatos de dor de angina do peito sintomática, no entanto há mudança do segmento ST tanto durante a dor e nos assintomáticos. No estudo registrado em Holter houve elevação ou depressão do segmento ST durante crises na Variante de angina Prinzmetal, com dor associado e sem dor no peito surgiram alterações supra ou infra do segmento ST. Paciente com doença arterial coronariana crônica, a isquemia silenciosa é frequente, durante o teste ergométrico e igualmente nas atividades diárias com registro de Holter havia supra ou infra do segmento ST. O segmento ST infra, supra, retilíneo horizontal superior ou inferior descendente retificado, em todos tem sido comprovados a isquemia e de um modo geral não são acompanhadas por arritmias. O prognóstico da isquemia silenciosa detectada no Holter ou teste ergométrico são relativamente de evolução benigna que quando comparadas aos casos de angina de peito.

13

LIMITES DA ONDA Q NORMAL

 As classificações da onda Q patológicas com relação à amplitude ou a sua duração, depende de determinadas derivações.

CARACTERÍSTICAS DE ONDA Q NORMAL

1. **DERIVAÇÃO D1-D2**: A presença da morfologia qR estreita menos que 40ms e não muito profunda, menos que 2mm, em algumas situações pode atingir 4mm. Em geral a medida da onda Q não pode ter uma profundidade maior que 25% do R seguinte, a qual tem em média 5 a 7mm e a morfologia será qR ou qRs em D1 e AVL.

2. **DERIVAÇÃO D3**: A sua duração nessa derivação será menor que 40ms e não ter grande voltagem e sempre será seguida por r de baixa voltagem, qrs ou qrsr. Em corações horizontais a onda Q relativamente de grandes voltagens, as quais tendem a desaparecer com a inspiração profunda ou na posição vertical.

3. **DERIVAÇÃO AVR**: São frequentes encontrar morfologias QS ou Qr em algumas vezes maior que 40ms. Na presença de morfologia Rs

em AVR, r pequena não pode ultrapassar 1mm ou mais, é recomendável excluir alguma patologia embora possa ser normal em alguns casos. Em pacientes com história de infarto localizado na parede inferior ou anterior é um sinal para confirmação.

4. **DERIVAÇÃO AVL**: A onda Q em AVL sua duração em geral é menor que 40ms e a sua amplitude menor que 2mm. Em corações verticais pode se encontrar uma morfologia QS normalmente, sem entalhe ou sem espessamento.

5. **DERIVAÇÃO AVF**: A duração da onda Q é normalmente menor que 40ms e a sua profundidade não maior que 3 a 4mm, não tem voltagem maior que 25% do R seguinte, contudo quando R seguinte é de baixa voltagem a relação Q/R perde o valor diagnóstico, a morfologia QR normal em AVF podem ser vistos e desaparecer com inspiração profunda, contudo a presença de QS ou Qr é anormal.

6. **ONDAS Q NAS PRECORDIAIS**: Normalmente a onda q são vistas no ECG de V5-V6, em um coração levo rodado a onda Q pode ser vista em V3 e o complexo terá que ser qRs, enquanto que uma onda Q em V3 não pode ser visto em corações dextro rodados. Em corações normais a onda Q não pode ser vista em V1-V2, porém é possível observar QS em caso de fibrose septal. A duração da onda Q nas precordiais, sempre menor que 40ms e menos que 2mm de profundidade ou não exceder 15% do R seguinte. Onda Q normal que são registrados em V3-V4 não pode ser mais profunda que as ondas Q derivações V5-V6.

MUDANÇAS DE MORFOLOGIAS DO QRS DEVIDO AO INFARTO DO MIOCÁRDIO

As áreas do ventrículo esquerdo com severa isquemia e necrose, nenhum potencial de ação é gerado, portanto as áreas necrosadas são eletricamente inertes durante os primeiros 40ms de despolarização ventricular. Anomalias nas morfologias do QRS como entalhes em numero maior que três, presença de rsr ou QRS de baixa voltagem em V5-V6 pode ocorrer, são conhecidas como QRS fracionados, onde há áreas de tecido necrótico e viável, os quais tem substrato maligno, as para arritmias letais que uma Q de necrose. Teoricamente a necrose miocárdica sendo transmural resulta em um vetor de necrose que se deslocada área de necrose para área do tecido viável. Os infartos não transmural podendo resultar uma redução da onda R sem onda Q. A explicação da onda Q podem ter base na teoria da janela elétrica de Wilson, ou na teoria da formação do vetor do infarto. Na teoria da janela elétrica de Wilson, as derivações da face do ventrículo esquerdo registram QS intracavitários.

15

LIMITES DE ONDA T NORMAL

De uma forma geral, a onda T normal deve ser assimétrica e a sua inscrição inicia no nível ST que pode ser isoelétrico, côncava e levemente supra ou infra com relação a linha de base. Há uma dificuldade de definir os seus limites de normalidades quanto a sua voltagem, não deve ultrapassar3mm no plano horizontal e de 1 a 2mm no plano frontal ou não ultrapassar 2/3 do R precedente. Em condições especiais normais, não ultrapassam 10mm no plano horizontal e 6mm no plano frontal no sexo masculino. A voltagem da onda T no sexo feminino há uma tendência da voltagem com valores reduzidos,a onda T pode algumas vezes ter alta voltagem em indivíduos com estado de vagotonia e no biótipo magro longilíneo e atingir até 15mm de altura ou 2/3 do R precedente, a T normal pode algumas vezes serem encontradas com valores de voltagens reduzidas.

ONDA T EM AVR E V1

As ondas T geralmente encontram-se negativas nessas derivações. Nas mulheres as ondas T podem ser negativas nas derivações

V1-V2-V3 e que são designadas de persistência do padrão juvenil, no entanto devem ser assimétricas, com ascensão lenta e morfologia côncava com relação à linha de base.

ONDAS T D2-D3-AVF

As ondas T nessas derivações apresentam-se normal com ascensão lenta, côncava e assimétrica e polaridades positivas, nos casos de onda T simétrica pontiaguda e de bases largas, levanta-se a suspeita de cardiopatia coronariana.

ONDAS T D1 E AVL

Também seguem as características de voltagens não superior a 3mmassimétricas, côncava com relação a linha de base e polaridades positivas, no entanto em indivíduos longilíneos a onda T pode ser negativa ou achatada nas referidas derivações acima citadas.

16

MECANISMO ELETROFISIOLÓGICO DA ONDA T ISQUÊMICA

Do ponto de vista experimental a oclusão da artéria coronária, surge um retardo na repolarização ventricular induzida pela isquemia, que inicia predominantemente no subendocárdico com intervalo QT prolongado e a onda T de voltagem proeminente, simétrica e polaridade positiva. Devido à saída de potássio do meio intracelular para o extracelular ocorrendo mudanças dos valores no potencial de ação da área afetada se persiste a isquemia há uma elevação do segmento ST e tardiamente surge onda Q de necrose. Contudo na maioria dos casos com tratamento de reperfusão coronariana precoce não haverá desenvolvimento para o estado de necrose. Se o padrão da onda T é negativa de V1 a V5 após a reperfusão em um paciente com infarto agudo isto será considerado um sinal de reperfusão bem sucedida, caso haja trombose do Stent a onda T ficará com padrão de polaridade positiva, tornando um sinal de pseudo normalização da onda T, mesmo associado com elevação do segmento ST.

ONDA T NA FASE CRÔNICA DA DOENÇA CORONARIANA

As ondas T são usualmente vistas juntamente com as ondas Q de necrose, que persistem por dias ou semanas após o evento agudo, nesse caso o padrão da onda T será negativa e são explicadas pelas mudanças da repolarização ventricular, e não pela presença de isquemia ativa aguda. A onda T que ocorre clinicamente secundaria a oclusão da artéria coronária é predominante ondas T positivas, simétricas, voltagens acentuadas caracterizando isquemia subendocárdicas, mais tarde surgem ondas Q de necrose acompanhas de ondas T negativas.

CAUSAS DE ONDAS T DE VOLTAGEM PROEMINENTE:

- Variante normal.

- Vagotonia.

- Atletas.

- Pericardite aguda.

- Alcoolismo.

- Hiperpotassemia.

- Sobrecarga ventricular esquerda diastólica

- Ondas T bizarras cerebrais

ONDAS T ISQUEMICAS AGUDAS

Em geral, as ondas T isquêmicas na fase aguda do infarto são de voltagens proeminentes, apiculadas, simétricas, polaridade positivas, precedida por segmentos ST isoelétrica ou com discreto infra, pode representar o primeiro sinal da isquemia miocárdica no ECG antes do suprasegmento ST, esses aspectos morfológicos são mais freqüentes nas derivações de V1 a V4 no envolvimento da oclusão da descendente anterior, nas derivações inferiores as ondas T isquêmicas são devidas a oclusão na coronária direita ou circunflexa associadas com ondas T positivas ou negativas de V1 a V3, de breve duração registrada no eletrocardiograma durante a fase hiper aguda do infarto ou durante o espasmo coronariano.

17

SINAL DE WELLENS

TIPO-1

O ECG apresenta-se com ondas T bífidas com padrões atípicas denominadas de plus-minus pelo autor Wellens entre V1-V4, que corresponde a uma sub oclusão ou oclusão da descendente anterior proximal com circulação colateral presente a qual pode ser reperfundida espontaneamente. Esse padrão eletrocardiográfico pode evoluir para o infarto agudo transmural, neste caso a onda T plus-minus transforma-se em onda T com pseudo normalizada e supra do segmento ST e onda Q de necrose. Contudo na maioria dos casos, o tratamento de reperfusão pela cinecoronariografia de resgate impedirá o desenvolvimento do infarto agudo. Após esse procedimento na maioria das vezes surge onda T negativa de V1 a V4 é vista como sinal de reperfusão miocárdica, esse padrão é especificamente explicado pelas mudanças da repolarização ventricular e não pela presença de isquemia residual ativa.

TIPO-2

São ondas T com polaridades negativas, profundas e simétricas de V1 a V4 que representa uma sub oclusão proximal da descendente anterior.

ONDAS T DE WINTER

São ondas T apiculadas, de grandes voltagens positivas, simétricas de V2 a V6 associada ao infra do segmento ST >1mm e supra do segmento ST em AVR de 0,5 a 2mm de voltagem, ocorrem principalmente em mulheres jovens, traduzindo uma sub oclusão proximal na descendente anterior. O mecanismo eletro fisiológico tem sido proposto um atraso na condução do estimulo elétrico no sistema His-Purkinge.

ONDAS T ISQUÊMICAS SUB ENDOCARDICA

Na fase crônica da doença coronariana as ondas T representando o subendocárdico são vistas usualmente com ondas T de polaridade positiva, simétrica correspondente a zona afetada, associada pela onda Q de necrose as quais persistem dias ou semanas, nesse caso o padrão da onda T positiva pode ser explicado pela presença de isquemia aguda ativa. A onda na isquemia subendocárdica na fase hiperaguda do infarto ou na angina de Prinzmetal será difícil registrar devido a duração transitória.

ONDA T ISQUEMICA SUB ENDOCARDICA FASE HIPERAGUDA

A onda T subendocárdica na fase hiper aguda, são de voltagens proeminentes atingindo às vezes 2/3 da onda R precedente,de polaridade positiva, base larga e frequentemente associada com segmento ST isoelétrico, mais tarde surge onda Q de necrose, acompanhada de onda T negativa traduzindo reperfusão coronariana. Em geral a fase hiper aguda do infarto, que é notável nos primeiros 30min. Surge onda T isquêmica transitória alta, apiculada, simétrica e de curtíssima duração que na maioria das vezes não são registradas nas salas de emergências. Esses aspectos morfológicos são mais frequentes nas derivações de V1 e V4 no envolvimento da oclusão aguda da descendente anterior e a onda T na fase hiper aguda são registradas nas derivações D2-D3-AVF nos casos da oclusão na coronária direita ou circunflexa. Nos casos do infarto ínfero lateral, as ondas T alta apiculada positiva, simétrica em V5 e V6 são representadas também de V1 a V3 como imagem em espelho.

18

EQUÍVOCOS NOS DIAGNÓSTICOS NA SÍNDROME CORONAIANA AGUDA

Na presença de segmento ST o infra ou supra nem sempre são patognomônicos de isquemia miocárdica e ocorrem comumente na prática médica, e são vistos com uma margem consideráveis de erros. As síndromes coronarianas podem afetar os sinais eletrocardiográficos por diversos fatores, os quais podem cancelar os efeitos de um infarto agudo, através de cancelamento de forças elétricas, presença de múltiplas oclusões coronariana, circulação coronariana tipo três e severidade da isquemia.

Nos casos com infarto não supra do segmento ST é frequente a ocorrência de equívocos e muitas vezes impossível de detectar. Por outro lado á severidade da isquemia, artéria culpada e mesmo o sitio de obstrução dentro da artéria pode ser previsível na análise correto do ECG, nos casos de infarto agudo com supra do segmento ST.

CASOS MAIS FREQUENTES DE EQUÍVOCOS

- O infra do segmento ST de V1 a V4 como fenômeno isolado em 10% dos casos, frequentemente são marcadas como síndrome coronariana aguda por sub oclusão da descendente anterior, quando realmente os infra de V1 a V4 tem oclusão proximal da circunflexa, ou oclusão distal da coronária direita em grande percentual. Muitos estudos mostraram que a oclusão na circunflexa são os equívocos de maiores frequências, notam-se algumas vezes um mínimo supra segmento ST em D2-D3-AVF-V5-V6, embora possa ser detectado um supra em V7 e V9. Nos casos na fase hiper aguda da oclusão circunflexa, tipicamente ocorrem infra de ST em V1 que podem ser retificado horizontal ou descendente sem ondas T significativas nos casos mais avançados a depressão do segmento ST são predominantemente positivas em V1 e V2, e as zonas envolvidas predominantemente póstero lateral, que necessita da reperfusão através da cinecoronariografia. Por outro lado a sub oclusão da descendente anterior apresenta-se tipicamente com infra no segmento ST não proeminente e tipicamente a onda T é positiva de V2 a V4 e frequentemente tem maior amplitude que o segmento ST, caracterizando ondas T de Winter, como sinal de uma sub oclusão crítica da descendente anterior. O grau de depressão do segmento ST pode variar. Esses casos representam 2% de pacientes com síndrome coronariana aguda.

- Ondas T negativas e simétricas de V1 a V3 com voltagens reduzidas menor ou igual a 2mm podem representar um risco de evento coronariano encontrada em pacientes com lesão crítica de DA assintomáticos na fase estável da síndrome coronariana, não havendo alterações do segmento ST. Contudo a inversão da onda T assimétrica de V1 a V3 é um achado normal em mulheres jovens e não pode ser considerado síndrome coronariana aguda, nos casos em que há suspeita de sub oclusão da descendente anterior usualmente apresentam onda T negativa simétrica de V1 a V3.

- As ondas T simétricas negativas de V1 a V5 podem ser consideradas como um padrão de reperfusão espontânea devido à oclusão da descendente anterior em pacientes assintomáticos. Devem ser consideradas como indicação de cateterismo.

SUPRA DO SEGMENTO ST EM AV1 E AVL

- Esse achado equivocado encontrado como um padrão de infarto lateral alto do ventrículo esquerdo, tradicionalmente foi considerado um envolvimento na oclusão da circunflexa, na verdade quando há associação de supra de V1 e V2 será uma manifestação da oclusão proximal da primeira diagonal, nestes casos a descendente anterior não é longa e o supra de D1 – AVL serão atenuados.

- Infra do segmento ST em sete ou mais derivações, supra do ST em AVR>V1 e infra do segmento ST na parede inferior e antero lateral associado a frequentemente a uma onda T negativa de V2 a V6 durante episodio de dor no peito, pode ser uma manifestação de isquemia sub endocárdica circunferencial por oclusão do tronco da coronária esquerda, ou isquemia relacionada a lesões dos três vasos, coronária direita circunflexa e descendente anterior. A sub oclusão tronco da coronária esquerda do O ECG pode ser normal ou mostrar somente inversão de onda T e o paciente ser assintomático, isto é, com baixa sensibilidade e alta especificidade os quais são de alto risco para desenvolver choque cardiogênico ou fibrilação ventricular. Um padrão semelhante de infra do segmento ST circunferencial é também visto na sobrecarga ventricular esquerda encontradas nas cardiomiopatias avançadas com defeitos no sistema de defeitos de condução ou na Estenose da válvula aórtica, nesses pacientes com crise de taquicardia, as magnitudes das variações ST podem aumentar simulando equivalência de isquemia circunferencial subendocárdica aguda.

SUB OCLUSÃO TRONCO DA CORONÁRIA ESQUERDA

- As mudanças no eletrocardiograma de infarto agudo do miocárdio devido a sub oclusão do tronco da coronária esquerda ou lesões tri-arteriais levam ao infra do segmento ST em sete ou mais derivações associado com supra do segmento AVR>V1.Tem sido mostrado que em torno de 50% dos casos, os achados clássicos no ECG não estão presentes, portanto há baixa sensibilidade e elevada especificidade. Precisa ser enfatizado, que alguns pacientes com lesões de tronco, podem chegar ao hospital em estado de choque cardiogênico, um padrão similar de oclusão proximal da primeira septal e primeira diagonal da descendente anterior, não há elevação do segmento ST em AVR e V1. Muito frequentemente esses pacientes com sub oclusão desenvolvem bloqueio completo no ramo direito e bloqueio da divisão antero superior e raramente desenvolve assistolia ventricular quando ocorrem lesões do Feixe de His o qual é perfundido pelo ramo da primeira septal obstruída.

OCLUSÃO TOTAL DA CORONARIA ESQUERDA

Do ponto de vista clinico é rara a ocorrência de oclusão total da coronária esquerda nas salas de emergências, em face ao infarto transmural circunferencial do ventrículo esquerdo com severas alterações do estado hemodinâmico, tornando a mortalidade elevada nos primeiros 30 minutos. No entanto os casos em que há circulação colateral importante o ECG apresenta-se com as seguintes alterações:

- Supra do segmento ST em D1-AVL-V2 a V6 e nenhuma elevação do segmento ST em AVR e V1, infra do segmento ST – D2-D3-AVF e frequentemente encontra-se presente bloqueio completo ramo direito e bloqueio da divisão antero superior.

SEGMENTO ST ELEVADO <1MM NAS DERIVAÇÕES INFERIORES OU ST ELEVADO <2MM NAS DERIVAÇÕES PRECORDIAIS

- Alguns pacientes com oclusão total de uma artéria epicárdica pode resultar em discretas elevações do segmento ST, principalmente nos pacientes com QRS de baixa amplitude, fluxo residual colateral, oclusões intermitentes ou infarto prévios da mesma artéria, podem atenuar as elevações do segmento ST no plano frontal e plano horizontal, nesses casos podem ocorrer duplo erro: Interpretar infarto não supra, porque a imagem é mais aparente que se fossem feitas nas derivações a direita com elevações de segmento ST maior ou igual a 1mm em D2-D3-AVF e nas precordiais com ST maior ou igual 2mm nas derivações V2-V3, os pacientes não é solicitada a terapia de reperfusão ou cine coronariografia porque o segmento ST não é elevado significativamente.

19

INFARTO DO MIOCÁRDIO COM ONDAS "Q" E OU EQUIVALENTES

A necrose miocárdica transmural de uma região do ventrículo esquerdo livre não pode ser mais ativado, provoca mudanças do QRS no traçado eletrocardiograma. A sequência de forças elétricas dessa região deixa de criar oposição da parede livre do ventrículo direito nas derivações situadas no local da região de necrose, essas derivações passam a registrar forças elétricas septais da esquerda para direita, ou seja, fugindo da região de necrose que provocam deflexão negativa QS de V4 a V6, posteriormente as forças elétricas do ventrículo direito são também direcionadas da esquerda para direita e não são mais contrabalanceadas pela região de necrose do ventrículo esquerdo, levando ao registro de deflexão negativa, onda Q profunda ou QS.

A presença de ondas Q nas diferentes derivações do plano frontal e horizontal pode ser explicada com relação às projeções dos vetores no Hemicampos positivos e negativos representativos das ondas Q e equivalentes.

CRITÉRIOS DE INFARTO AGUDO COM ONDA Q DE NECROSE

- Qualquer onda Q em V2 e V3 com duração maior ou igual que 20ms ou QS em V2 e V3

- Onda Q maior ou igual a 30ms de duração, maior ou igual a 1mm ou QS-D1-D2-V4 a V6 em derivações conjugadas como:

  - D1 e AVL

  - V1 a V6

  - D2-D3-AVF

- Ondas R de duração maior ou igual a 40ms em V1 e V2 e ou RS maior que 1 com ondas T concordante.

- QRS fracionados como R ou S com mais de três entalhes e qrs--qrsr e espessamentos de R ou Q.

- Em alguns casos o padrão do eletrocardiograma não pode refletir a área infartada, devido o cancelamento de vetores, tanto no plano frontal como horizontal. A especificidade do infarto do eletrocardiograma para o diagnóstico de infarto é tanto maior quando as ondas Q ocorrem em diversas derivações ou em grupos e aumento da probabilidade de infarto será maior na presença dos desvios da onda T e segmento ST quando estão associados. As mudanças da primeira parte do QRS são de grande utilidade no diagnóstico do infarto e que em algumas situações o cancelamento de forças vetoriais, circulação colateral e isquemia avançada, podem ocorrer quando o infarto engloba duas paredes opostas e não refletindo a verdadeira área infartada.

SITIO ANATÔMICO CORRELACIONADO COM AS ONDAS Q

PADRÕES PRINCIPAIS:

- Q V1 e V2 septal.

- Q V1 e V2, V4 a V6 antero apical.

- Q V1 e V2, V4 a V6 e/ou D1-AVL anterior extenso.

- QS ou qr em AVL e D1, algumas vezes q em V1 e V2 é antero medial.

- RS Rs em V1, qr-V5 e V6 e/ou qrs ou qr D1 e AVL lateral.

- Q Qs QR Qrqs D2-D3-AVF inferior.

- Infero lateral e outras combinações.

Foi considerado que as derivações devem estar agrupadas como:
- D2-D3-AVF infarto inferior.

- RS em V1 e V2 imagem espelho do infarto posterior.

- QS V1 e V2 septal.

- QS V3 e V4 anterior.

- D1-AVL lateral alto.

- V5-V6 lateral baixo.

AS MAIS FREQUENTES LIMITAÇÕES NAS LOCALIZAÇÕES NA ÁREA DE NECROSE

- Infarto da parede basal superior do coração ou R equivalente em V1 refere-se classicamente a parede posterior.

- Infarto com envolvimento com uma única derivação, especialmente V5 OU V6 pode não ser correta, devido ao biótipo do paciente.

- Ondas Q na fase crônica sem terapia de reperfusão, seria diferente se tivesse feio prontamente na fase hiper aguda, aguda ou subaguda.

- Algumas vezes os infartos não são transmurais.

PADRÃO Q V1 E V2 INFARTO SEPTAL

O infarto septal corresponde a uma área extensa, visto que essa área onde o primeiro vetor ventricular é gerado causado pelo envolvimento da oclusão por parte da descendente anterior com o ramo septal. Em raras ocasiões, pode ser oclusão do ramo septal sem envolvimento da descendente anterior, pode ocorrer espontaneamente ou na realização do cateterismo cardíaco e mais raramente no procedimento de ablação alcoólica, nos casos de cardiopatia hipertrófica.

PADRÃO Q V1 E V2 DE V3 A V6
INFARTO ANTERO APICAL

O infarto antero apical, corresponde a oclusão da descendente anterior em níveis variáveis, atingindo a região anterior apical e a parede inferior dependendo da sua dimensão longa ou curta, no caso de DA longa, a parede inferior será supra do segmento ST em D2>D3 e há em ocasiões que a voltagem do supra segmento ST-D2-D3 é mais significativa que a parede anterior.

PADRÃO Q QS QR DE V1 AV6 D1 AVL

Esse padrão é explicado pela oclusão proximal da descendente anterior a primeira septal e a primeira diagonal com especificidade de 100% e sensibilidade 88%. O ECG mostra IAM antero lateral, antero septal e raramente o envolvimento da parede lateral alta. A parede inferior é menos envolvida e só surgem nos casos da descendente anterior longa. As alterações do vetor onda Q são analisadas pelas suas projeções nos Hemicampos positivos e negativos nas derivações do plano horizontal e frontal, a onda Q em V6 e AVL pode ser atenuada quando o infarto atinge a parede inferior, a qual vai contrabalancear as ondas Q-V1-VL-V5-V6 apresentando-se com baixa voltagem do QRS.

PADRÃO Q — QSQR-QS - D2 - D3 - AVF - RS —RS-V1 - QR-V5-V6 E OU — QR, QRS EM D1 E AVL

Esses padrões eletrocardiográficos correspondem às áreas da parede ínfero lateral a artéria culpada é devido a oclusão da coronária direita dominante ou circunflexa dominante. O vetor da onda Q é projetado para cima, um pouco para direita do plano frontal e anteriormente do plano horizontal. O infarto ínfero lateral devido oclusão na coronária direita apresenta-se com mais sinais de onda Q de necrose na parede inferior, que as ondas Q da parede dorsal a qual tem sua manifestação de imagem em espelho em V1-RS-Rs. No caso de oclusão da circunflexa, a parede lateral é mais envolvida que a parede inferior, isso é visto que a onda Q pode ser registrada em D1-AVL-V5-V6 e a onda Q de D2>D3.

20

OS CRITÉRIOS DE SGARBOSSA – SMITH PARA INFARTO AGUDO DO MIOCÁRDIO COMPLICADO COM BLOQUEIO COMPLETO DO RAMO ESQUERDO

Os autores estabeleceram um sistema de pontuação de baixa sensibilidade, contudo são altamente específicos e podem ser adotados de forma confiável para determinar diagnóstico de infarto agudo do miocárdio associado com bloqueio completo do ramo esquerdo.

1. A elevação do segmento ST maior ou igual a 1mm concordante com QRS em qualquer derivação, tem um escore de cinco pontos com 90% de especificidade e 30% de sensibilidade.

2. A depressão do segmento ST maior ou igual a 1mm de V1 a V3 concordante com o QRS tem um escore de três pontos.

3. A elevação do segmento ST maior que 5mm discordante com QRS de V1 ou V2, inicialmente com o escore de dois pontos. O colaborador SMITH relatou um desnível da relação RS/S em torno de 25% da polaridade negativa do QRS.

CRITÉRIO DE ACURÁCIA DO ECG COM BLOQUEIO COMPLETO DO RAMO ESQUERDO ASSOCIADO COM INFARTO AGUDO DO MIOCÁRDIO

1. Os aspectos morfológicos da onda Q-QS-QR-D1-AVL-D3 e AVL

2. O sinal de Cabrera entalhe no ramo ascendente de S de V2 a V4 tem especificidade de 88% e 28% de sensibilidade.

3. Sinal de Chapman com entalhe ramo ascendente de R-D1-AVL-V5-V6 COM 90% de especificidade e 23% de sensibilidade.

4. RS em V6 a presença de bloqueio no ramo esquerdo em V6 tem 90% de especificidade a qual mostra RS intracavitária e 20% de sensibilidade.

5. Onda Q-QS-QR em D1-AVL-D3-AVF-V5-V6 com 98% de especificidade e 15% de sensibilidade.

6. Q em V6 100% de especificidade.

Critérios do IAM	Sensibilidade (%)				Especificidade (%)	Valor preditivo (%)			
	todos	AS	Ant	Inf	todos	todos	AS	Ant	Inf
Sinal de Cabrera	27				87	76	47	2	18
Sinal de Chapman	21				91	75	33	41	---
Padrão RS em V6	8				91	50	50	---	---
Onda Q anormal D1 a VL D3 a VF V6	31				91	83	50	22	11
ONda Q em V6 Onda R em V1	---				100	---	100	---	---
Supradesnível ST	54				97	96	48	22	46
Onda T positiva com QRS positivo	8	---	7	20	76	33	---	8	25

OS CRITÉRIOS DE SGARBOSSA – SMITH PARA INFARTO AGUDO DO MIOCÁRDIO COMPLICADO

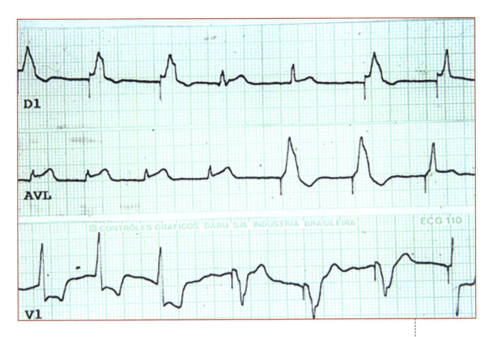

Figura 20.1.

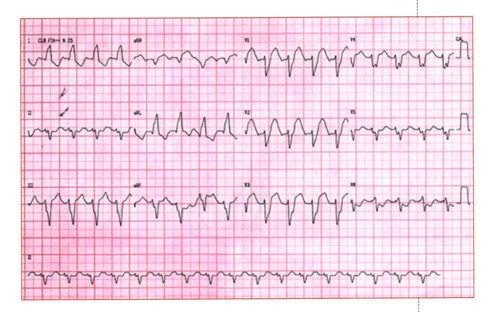

Figura 20.2.

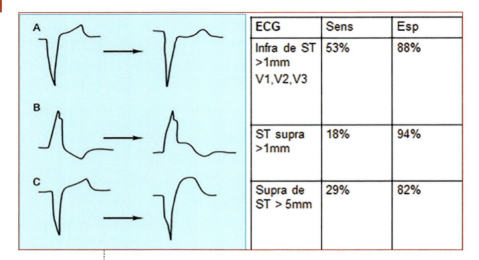

Figura 20.3.

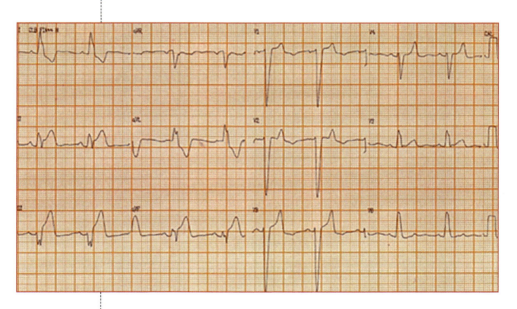

Figura 20.4.

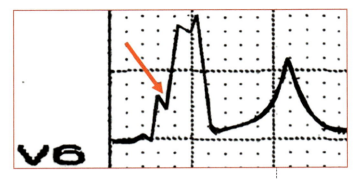

Figura 20.5. Sinal de Champan: BCRE complicado com infarto anterior

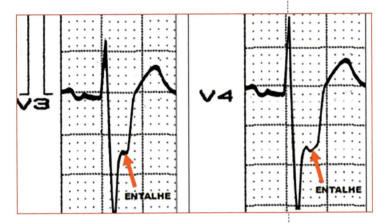

Figura 20.6. Sinal de Cabrera: BCRE complicado com infarto anterior

21

ECG NAS COMPLICAÇÕES MECÂNICAS NO INFARTO MIOCÁRDIO

As complicações mecânicas mais importantes envolvendo o infarto agudo são as Roturas Miocárdicas, como importantes causa de morbimortalidade. Do ponto de vista clínico, mesmo realizando as reperfusões coronarianas com trombolítico e/ou cinecoronariografia, sendo assim essas complicações ocorrem prontamente em torno de 2 a 3% dos casos. As roturas miocárdicas podem se apresentar com grandes e pequenos infartos, sem sinais significativos, por essas razões as avaliações de mudanças eletrocardiográficas devem ser monitorizadas em todos os casos, as quais podem requerer tratamento cirúrgico de urgência.

TIPOS DE ROTURAS CARDÍACAS

1. Parede livre do ventrículo esquerdo.

2. Músculos papilares com insuficiência mitral aguda.

3. Rotura septal interventricular.

4. Pseudo aneurisma ventricular.

Rotura da parede livre do ventrículo esquerdo é a mais frequente ocorrência de rotura cardíaca, surgem de modo súbito com dissociação eletromecânica, acompanhado de choque cardiogênico e tamponamento necessitando urgência cirúrgica. O eletrocardiograma pode mostrar o supra do segmento ST do tipo monomórfico extenso na parede anterior e frequentemente o segmento ST de V6>V5. Durante a evolução algumas mudanças do eletrocardiograma podem anunciar a possibilidade da rotura, como o supra do segmento ST persistentemente elevado quando a T positiva, principalmente na parede inferior e lateral e o ST surpreendentemente não é muito importante, consequentemente o grau da duração do ST não correlaciona com o risco de rotura,

A artéria coronariana culpada pode ser única ou multiarterial, geralmente a coronária direita ou circunflexa são as mais comuns e sempre não estão associadas com circulação colateral bem desenvolvida, a qual favorece a ocorrência de infarto transmural, o ECG mostra um sinal curioso e importante na suspeita, com a presença de depressão do segmento PR>1mm em D2-D3-AVF quando comparado com os casos sem desvio de segmento PR.

ROTURA SEPTAL INTERVENTRICULAR

Usualmente o CIV ocorrem nos casos de infartos extensos, com oclusão proximal a primeira septal da descendente anterior, do ponto de vista clínico nota-se dor torácica, opressiva, persistente e recorrente, na ausculta cardíaca existe um sopro holosistólico em toda parede do tórax, frequentemente o paciente encontra-se em estado de choque cardiogênico necessitando de intervenção cirúrgica, é comum associação com a rotura da parede livre do miocárdio, o eletrocardiograma pode apresentar-se com segmento ST persistentemente elevado, bloqueio completo do ramo direito, bloqueio da divisão antero superior, bloqueios átrio ventriculares avançados e fibrilação atrial. Algumas vezes a rotura pode estar localizada no septo basal, tendo como artéria culpada coronária direita.

ROTURA DE MÚSCULOS PAPILARES

A rotura de músculos papilares complica com a insuficiência mitral aguda, o músculo papilar póstero medial frequentemente é o mais envolvido, visto que sua perfusão é derivada da descendente posterior da coronária direita ou circunflexa, enquanto que a rotura do músculo antero lateral são mais raras devido a perfusão dupla da artéria da descendente anterior e circunflexa. Frequentemente os pacientes se apresentam com edema agudo de pulmão na ausculta pulmonar e na ausculta cardíaca a soprologia não é relevante devido ao fato que as pressões do ventrículo esquerdo e átrio esquerdo se equalizam rapidamente e este índice, apontando como um ponto alto de suspeita de regurgitação mitral na presença aguda de pulmão, principalmente com a função ventricular esquerda normal.

ANEURISMA VENTRICULAR

O aneurisma ventricular é uma das complicações do infarto agudo do miocárdio extenso, localizado na parede anterior ou inferior que pode ser falso ou verdadeiro, no caso do pseudo aneurisma causado por ruptura do ventrículo esquerdo, há um extravasamento de sangue da cavidade do ventrículo esquerdo para o saco pericárdico surgindo os trombos fibrose e adesões intrapericárdio.

22

ARRITMIAS VENTRICULARES DO INFARTO AGUDO

incidência de extrasístole ventricular é em torno de 80% dos casos, qualquer que seja a artéria culpada, ocorrem de modo isolado, pares ou em salvas e são trigadas no curso do infarto agudo pela oclusão de uma artéria epicárdica coronariana e relacionadas à magnitude do segmento ST, e também ocorrendo de modo frequente, especialmente com função ventricular comprometida e isquemia severa. O fenômeno de R/T é uma marca importante de risco ominoso no sentido de desenvolver fibrilação ventricular, o qual tem acoplamento curto caindo no período vulnerável da repolarização ventricular que se encontra em torno do ápice da onda T, esse fenômeno chamado R/T foi descrito por Bernard Low como uma marca importante para o desenvolvimento de fibrilação ventricular necessitando de urgência de cardioversão elétrica na vigência do infarto agudo. Ás taquicardias ventriculares não sustentáveis tem o mesmo significado clínico, quando estão associados a uma pobre função miocárdica.

As extrasístole ventriculares por si só podem mostrar anormalidades importantes da repolarização ventricular com infra do segmento ST mais visível e proeminente do que nos segmentos ST nos complexos QRS em ritmo sinusal normal. Há trabalhos mostrando que as extrasístoles com ST infra de voltagem maior que 10% R-V5-V6 tem mais de 90% de especificidade e 70% de sensibilidade para predizer a existência de isquemia miocárdica, que ocorrem principalmente durante o teste de esforço.

RITMO IDIOVENTRICULAR ACELERADO

É definido como uma exacerbação da despolarização ventricular espontâneo pelo mecanismo automático no sistema His-Purkinge e sua incidência gira em torno de 6% dos casos e com especificidade de 80%,não tem consequências graves,não é precursora de arritmias malignas, no entanto é preditiva de piora da função ventricular após a fase aguda. Ritmo idioventricular trigada por uma extrasístole ventricular tardia associada com a elevação gradual da frequência cardíaca e do aumento gradual, da duração do complexo QRS apresentando-se com complexos híbridos de fusão crescente e decrescente numa frequência cardíaca mais alta que 40ppm e mais baixa que 120ppm, geralmente esse ritmo ocorre subitamente de curta duração e bem tolerada e cessa espontaneamente, e tem como causa comum a terapia de reperfusão por trombolítico e/ou nas intervenções por cateterismo e nas bradicardias sinusais, não requerendo tratamento especifico. Quando ocorrem súbito em rajadas de repetição é uma marca de infarto do miocárdio agudo extensos, indicando uma reperfusão de risco.

MORTALIDADE DO INFARTO AGUDO FASE PRÉ-HOSPITALAR

A mortalidade pré-hospitalar por infarto agudo as estatísticas mostram uma incidência aproximadamente de 20 a 30%. Mais da metade das mortes súbitas ocorrem nas primeiras horas do evento e são geralmente devido a fibrilação ventricular primária e trigada por extrasístole ventricular produzido pelo fenômeno R/T. A oclusão proximal da coronária direita é mais comum e fatal entre homens na fase pré-hospitalar, ao passo que a oclusão do sistema coronariano esquerda ocorrem na fase intrahospitalar. Os trabalhos tem mostrados, que a taxa de mortalidade na fase hospitalar é em torno de 5 a 10% e sua causa maior é devido o choque cardiogênico, apesar de que pode ocorrer fibrilação ventricular e são prontamente resolvidas com cardioversão elétrica e com as todas medidas medicamentosas adotadas nas paradas cardiorespiratória.

RISCO DE ARRITMIAS FATAIS

- Elevação proeminente do segmento ST.

- Hipotensão arterial severa refrataria terapêutica.

- Pequenos números de casos de mortes súbitas, são devidos frequentemente secundários as bradicardias.

TAQUICARDIA VENTRICULAR POLIMÓRFICA

Durante a fase precoce do infarto agudo, extenso, circunferencial e com à função ventricular comprometida podem surgir taquicardia ventricular de frequência elevada com QRS polimórfico simulando Torsaides de Points, no entanto o intervalo QT é normal, portanto necessitando cardioversão elétrica de urgência e a sua ocorrência pode ser primária ou devido o fenômeno R/T ou logo após a reperfusão miocárdica, a sua incidência em torno de 6% são encontradas nos trabalhos científicos publicados principalmente por Bayer de Luna.

SINAIS ELETROCARDIOGRAFICOS DA REPERFUSÃO

O eletrocardiograma é uma ferramenta importante para monitorização das artérias coronarianas durante o tratamento, na ausência de reperfusão com uso de trombolítico ocorrem somente pequenos desvios do segmento ST nas primeiras horas após oclusão coronariana. A resolução do desvio segmento ST com uso de trombolítico ocorre em torno de 70% na primeira hora após uso de fibrinolítico e sugere que houve patência da artéria culpada. Na ausência da redução do segmento ST após uso da terapia não se pode predizer se artéria ainda esteja ocluída, essa situação ocorre em 50% dos casos e 30% sem ter tido patência da artéria.

Após a terapia por fibrinolíticos 50% dos pacientes mostram o aumento do segmento ST no momento da reperfusão e é seguido por redução importante do segmento ST. Esse comportamento é menos frequente na intervenção percutânea. Existem diferenças na restauração da patência entre a parede inferior que é em torno de 70% e a parede anterior 50%. Após a resolução do desvio do segmento ST pela terapia de reperfusão, a inversão da onda T é também útil e que são vistas nas mesmas derivações no desvio segmento ST. A onda T pode ficar com polaridades negativas.

23

TAKO-TSUBO

É uma cardiomiopatia aguda ocorrendo principalmente nas mulheres na fase pós-menopausa após estresse emocional e/ou físico. A qual apresenta com sintomas de dor no peito tipo opressiva com dispnéia, sudorese fria, hipotensão e palidez simulando infarto agudo, algumas vezes leva ao edema agudo de pulmão. Há relatos na literatura que pode progredir para um choque cardiogênico e fibrilação ventricular. A marca notável da síndrome Tako-Tsubo, é devido ao aneurisma antero apical visto no ventriculograma realizado, com uma imagem assemelhando a uma armadilha física de pescar Polvo no Japão. O ECG na fase aguda pode mostrar supra do segmento ST especificamente na parede anterior de V3 a V6-D1-AVL. O intervalo QT encontra-se prolongado associado à presença de ondas Q em 15% dos casos.

Na fase subaguda desaparecem as ondas Q e surgem as ondas T com polaridade negativa e de grandes voltagens de V3 a V6-D1-D2-AVL. É notável a rápida e completa recuperação quando comparado com extensão importante da zona do aneurisma apical.

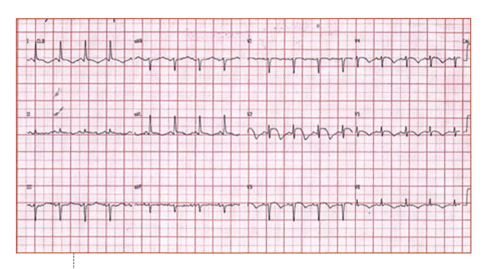

Figura 23.1.
Takotsubo

O ecocardiograma revela aneurisma apical.

Cineangiocoronariografia revelam abalonamento médio apical e hipercontração basal do ventrículo esquerdo. A cineocoronariografia não há significativas oclusões nas coronárias.

24

INFARTO ATRIAL

Em geral o infarto atrial é decorrente da oclusão da coronária direita proximal e/ou ostial comprometendo principalmente o átrio direito em torno de 20% dos casos e apêndice atrial. É possível identificar as alterações no eletrocardiograma do infarto no átrio direito, que corresponde com infra do segmento ST ocorrendo corrente de lesão na repolarização da onda P em D2-D3-AVF-V5-V6, podendo ter as alterações de imagens recíprocas em outras derivações. O infra do segmento PR é intensamente comprometido tornando um sinal importante no infarto atrial durante a isquemia aguda e tem como consequências taquicardias sino atriais, fibrilação atrial e sempre com risco de embolia. As ondas P podem adquirir aspectos morfológicos diversos como P em forma de W ou em M e supra da onda P durante o episódio agudo. Todos os aspectos morfológicos no ECG serão de melhores visibilidades alterando a voltagem para 2N do aparelho eletrocardiográfico, que possibilita identificar com mais nitidez as alterações sutis do supra da repolarização da onda P e/ou infra da repolarização atrial que se encontra visível no segmento ST.

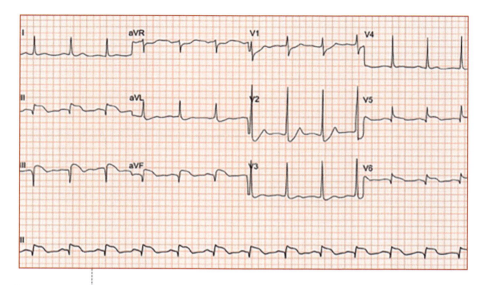

Figura 24.1.
Infarto atrial

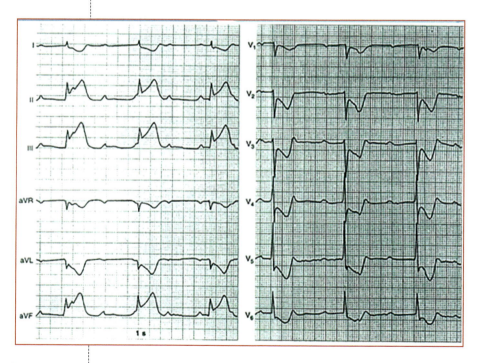

Figura 24.2.

25

TAQUICARDIA VENTRICULAR

Existem critérios eletrocardiográficos definidos para diferenciar entre as taquicardias com QRS largos podem ter origem supraventriculares ou ventriculares com razoável precisão. A taquicardia ventricular podem revelar apenas uma morfologia (taquicardia monomórfica) ou modificar os complexos QRS de batimento a batimento (taquicardia polimórfica), quando a duração é menor que 30 segundos tem a denominação taquicardia ventricular não sustentada e quando persiste por mais de 30 segundos denomina-se taquicardia ventricular sustentada. Na fase crônica da doença coronariana, o miocárdio possui substrato propício para o desenvolvimento das mais variadas arritmias ventriculares.

CRITÉRIOS ELETROCARDIOGRÁFICOS PARA DIFERENCIAR ENTRE TAQUICARDIA VENTRICULAR E ABERRANCIA DE CONDUÇÃO

1. Ausência de RS em todas as derivações precordiais tem uma especificidade para taquicardia ventricular com especificidade de 97% e sensibilidade de 26%.

2. O fenômeno da concordância é definida quando a deflexão é predominantemente positiva ou negativa do complexo QRS em todas derivações precordiais. O fenômeno da concordância nas taquicardias supraventriculares são raras, a condução aberrante que decorre do comprometimento do ramo esquerdo produz QRS negativos em V1 e V2 e positivo em V5 e V6. Quando a condução é decorrente do comprometimento do ramo direito provoca onda R terminal de grande voltagem em V1 e V2 e redução progressiva dessa amplitude em V3 e V4 e volta a aumentar a amplitude em V5 e V6 definindo a discordância do QRS nas derivações precordiais.

3. Eixo elétrico do QRS (ÂQRS) na maioria dos casos de aberrancia de condução tem direção espacial normal, isto é, encontra-se entre -30° e +90°. A maioria das taquicardias ventriculares tem desvios extremos do eixo elétrico do QRS (ÂQRS) para a esquerda entre -90° a -180° com o QRS de padrão semelhante ao bloqueio de ramo direito, e quando o complexo QRS da taquicardia ventricular tem a morfologia com padrão de bloqueio de ramo esquerdo o ÂQRS estará desviado para a direita, entre +90° a +180°.

4. A duração do complexo QRS da taquicardia for superior a 140ms com o padrão de bloqueio do ramo direito, ou superior a 160ms na presença de bloqueio completo de ramo esquerdo são sugestivos

de taquicardia ventricular, o critério de duração do QRS torna-se invalido quando já existe bloqueio de ramos pré-existentes ou outras condições como uso de drogas, doença estrutural miocárdica avançada. Contudo as taquicardias ventriculares que se desenvolvem em pacientes sem cardiopatias estruturais os QRS tendem a ser relativamente mais estreito.

5. A duração do intervalo de R a S maior ou igual 100ms em pelo ao menos numa única derivação precordial é altamente especifica para taquicardia ventricular, no entanto tem baixa sensibilidade e quando menor que 100ms favorece o diagnóstico de aberrancia de condução.

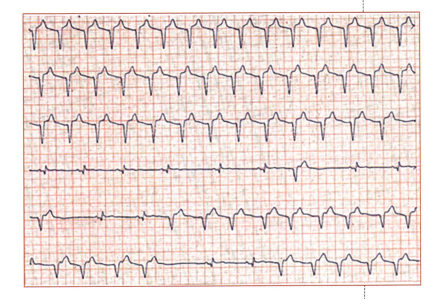

Figura 25.1.
Pós trombolítico

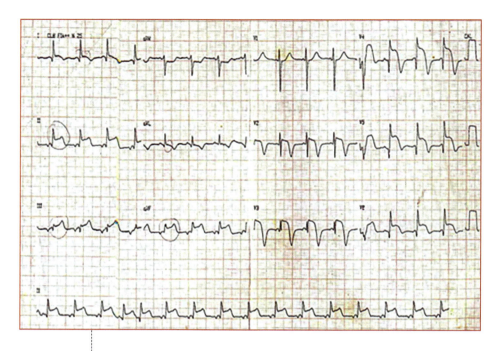

Figura 25.2.

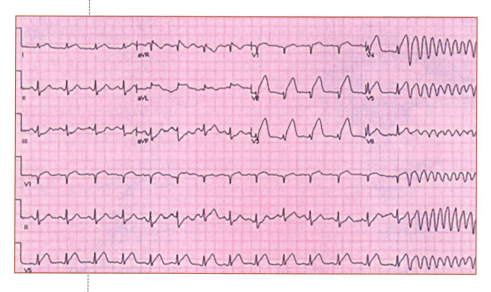

Figura 25.3.

O ECG acima mostra infarto agudo com segmento ST supra V2 V3 V5 D1 e AVL pela oclusão proximal na primeira diagonal da descendente anterior associada ao fenômeno de R sobre S com desenvolvimento de fibrilaçao ventricular.

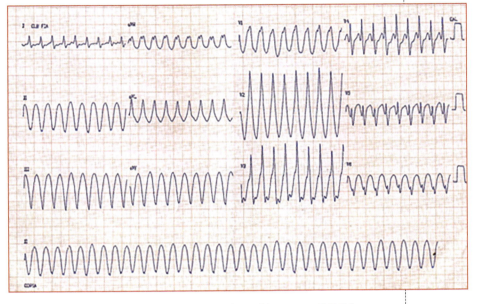

O ECG acima mostra taquicardia com QRS largo de frequência em torno de 200ppm apresentando critérios morfológicos no plano horizontal de taquicardia ventricular com sitio anatômico no ventrículo esquerdo QRS com aspecto morfológico BCRD, QS em V5 e V6 em AVR presença de R entalhado.

Figura 25.4.

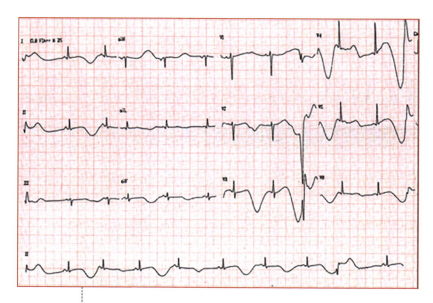

Figura 25.5.
Admissão na emergência

O ECG mostra presença de alternância da polaridade da onda T de significativa voltagem com alta especificidade para o desenvolvimento de taquicardia polimórfica tipo Torsaides de Point.

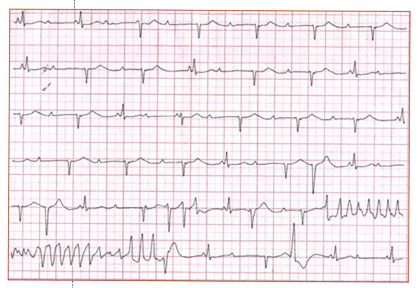

Figura 25.6.

O ECG apresenta dissociação átrio ventricular, mudança de polaridade do QRS e associado com intervalos curtos e longos que propiciaram a taquicardia polimórfica com característícas típicas de Torsaides de Point.

DISSOCIAÇÃO ÁTRIO VENTRICULAR

O achado de dissociação átrio ventricular constitui o sinal eletrocardiográfico mais difícil de ser identificado, em face elevada da frequência taquicardia e a pequena voltagem da onda P que dificulta sua identificação, na maioria das taquicardias ventriculares há uma condução ventrículo atrial entre os QRS, portanto o estimulo chega aos átrios através do NOAV neste caso não se observa dissociação átrio ventricular. Pode-se identificar complexos QRS de captura e de fusão em alguns casos de taquicardia ventricular com dissociação átrio ventricular ou seja, em alguns casos o nó sinusal pode eventualmente capturar os ventrículos, provocando ao registro de QRS estreito entre os complexos QRS largo da taquicardia ventricular, pode-se também observar batimentos com QRS de fusão decorrente da estimulação simultânea de um foco ventricular e do nó sinusal provocando registro de morfologia com o QRS tipo hibrido.

PADRÕES ESPECÍFICOS COMPLEXOS QRS DE V1 A V6

Nesses aspectos para determinar a origem da taquicardia, as morfologias do QRS largos são analisadas nas derivações precordiais V1 e V6 e procura-se a concordância morfológica nessas derivações. Determina-se o padrão do QRS que está presente com bloqueio completo no ramo direito ou bloqueio do ramo esquerdo.

Padrões completos de bloqueio do ramo direito que caracterizam taquicardia ventricular são:

- Onda R monomórfica pura em V1.
- Onda QR em V1.
- Complexo RS em V1.
- Complexo trifásico em V1 R>R'.
- A clássica morfologia rSR' em V1 sugere taquicardia supra ventricular com aberrancia de condução e em V6 qRs
- RS<1 em V6.
- QS em V6.
- Onda R pura em V6.
- Padrões complexos do QRS com bloqueio do ramo esquerdo para taquicardia ventricular.

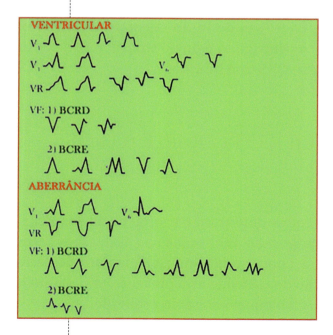

Figura 25.7.

TAQUICARDIA VENTRICULAR

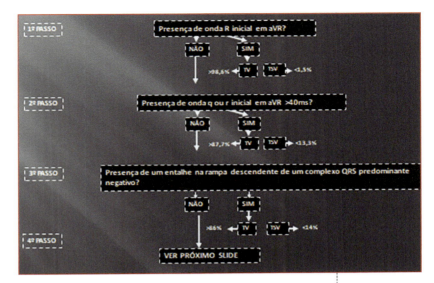

Figura 25.8. Novo algotirmo de Vereckei empregando apenas a derivação aVR para diferenciar T. com QRS largo

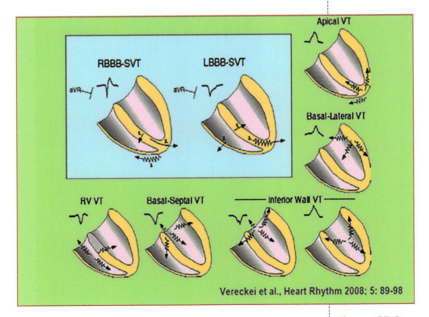

Figura 25.9.

Figura 25.10.
Marriot – Positivo Aberrância

O ECG mostra taquicardia QRS de duração menor que 120ms com padrão de bloqueio de ramo direito incompleto e o sinal clássico na derivação V1 – QRS trifásico r<R que foi denominado por Marriot sinal de orelha de coelho positivo para taquicardia com aberrancia de condução.

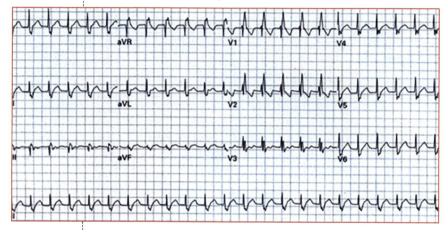

Figura 25.11.
Marriot Coelho Positivo TV

O ECG apresenta taquicardia regular com QRS largo maior que 120ms com padrão de bloqueio completo de ramo direito e os aspectos morfológicos de V1 com R>R linha representando taquicardia ventricular fasciculada Antero superior com AQRS dirigindo para 120 graus.

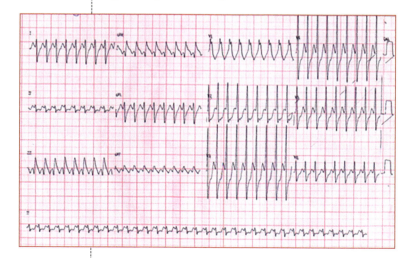

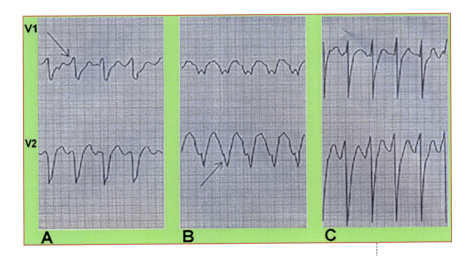

Figura 25.12. Critérios Kindwall

O critério do autor Kindwal conforme ECG acima usou as derivações no plano horizontal e mostrou o inicio do QRS maior que 40ms e o final do QRS menor que 40ms determina com alta especificidade o diagnóstico de taquicardia ventricular.

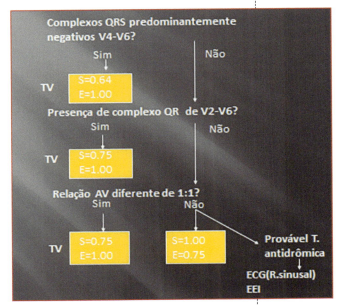

Figura 25.13. Taquicardia ventricular X Antidrômica

As características do algoritmo do autor Steurer são sugestivos para o diagnóstico de taquicardia ventricular e excluir taquicardia antidromica.

- Padrao com QRS negativo de V4 a V6
- Disossiaçao atrioventricular
- Padrao QS de V2 a V6

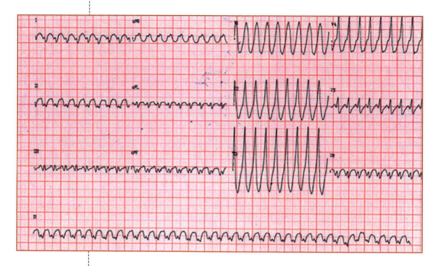

Figura 25.14.

Figura 25.15.

O ECG apresenta-se com taquicardia de ritmo regular com QRS largo com aspecto morfológico padrão de bloqueio completo de ramo direito, AQRS desviado para cima e para a direita em torno de -150 graus, AVR com polaridade positiva entalhado nos primeiros 40ms, presença de QS em V6 traduzindo o diagnóstico de taquicardia ventricular com sitio anatômico no ventrículo esquerdo.

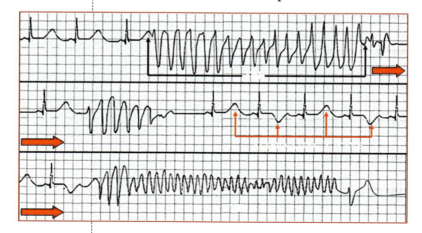

O ECG apresenta-se com ritmo sinusal que desencadeou para Torsaides de Point associado com QT LONGO e alternância da polaridade da onda T que são preditores de arritmia polimórfica.

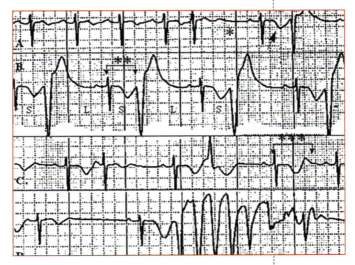

O ECG apresenta-se com ritmo sinusal e alternância de polaridade da onda T, associado com intervalo de RR curto e longo que são preditores de arritmias polimórfica ventricular. Presença de taquicardia ventricular não sustentada.

Figura 25.16.

Figura 25.17.

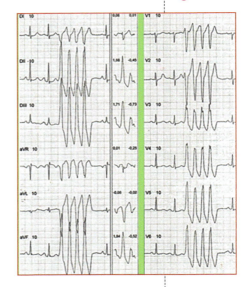

O ECG encontra-se em ritmo sinusal e QRS que mostra padrão normal associado a taquicardia ventricular não sustentada com QRS largo, com padrão de bloqueio de ramo esquerdo típico da taquicardia de GALAVARDIN de origem genética com origem no ventrículo direito na base da artéria pulmonar.

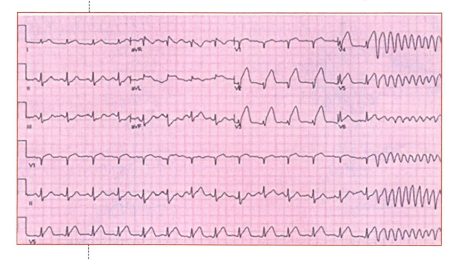

Figura 25.18.

Figura 25.19.
Fem. R/T

ECG apresenta-se com infarto na fase aguda, segmento ST supra V2-V3-D1-AVL-V6 por oclusão proximal da primeira diagonal da descendente anterior associado com o fenômeno de R sobre T levando a fibrilaçao ventricular.

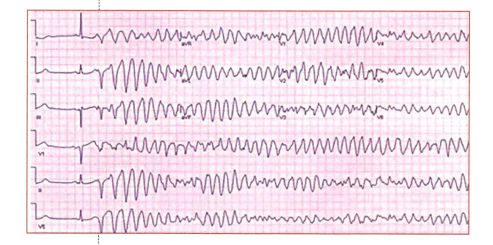

TAQUICARDIA VENTRICULAR

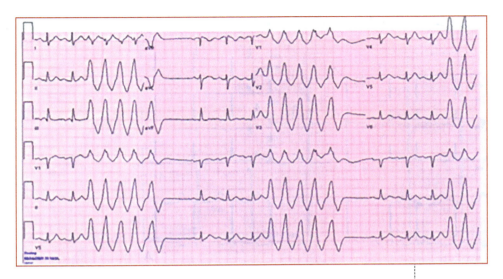

Figura 25.20.

O ECG tem as seguintes características, ritmo sinusal associado com episódio de taquicardia QRS largo de curta duração, não sustentada, com padrão de bloqueio ramo direito e pelos critérios morfológicos e de concordância na polaridade positiva no plano horizontal, sugere taquicardia ventricular de origem basal do ventrículo esquerdo.

Figura 25.21.

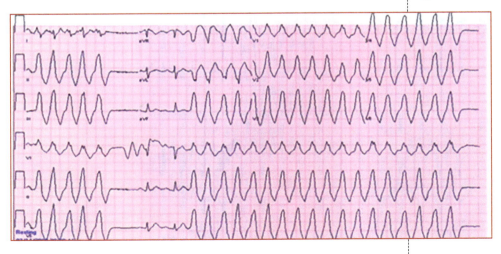

O ECG apresenta-se com taquicardia de QRS largo AQRS pra direita e concordância na polaridade positiva de V1 a V6 sugerindo diagnóstico de taquicardia ventricular sitio basal do ventrículo esquerdo não sustentada, nota-se a presença de captura completa pelo ritmo sinusal.

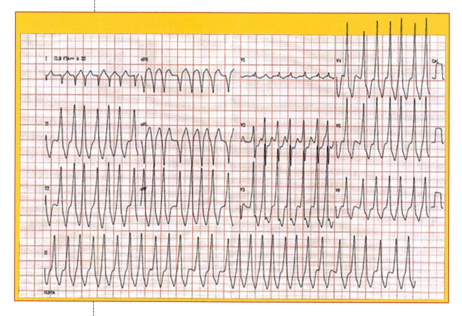

Figura 25.22.

O ECG acima, apresenta-se com taquicardia QRS largo ritmo irregular com características típica de fibrilaçao atrial com resposta ventricular em torno de 280ppm em alguns momentos do traçado do ECG, sugerindo a presença de um feixe anômalo WPW localizado no sitio lateral da válvula mitral do ventrículo esquerdo.

Figura 25.23.

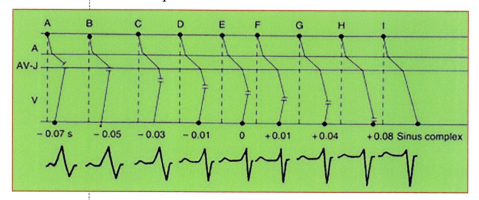

A Figura acima mostra o mecanismo nas capturas completas e incompletas com QRS de fusão e híbridos.

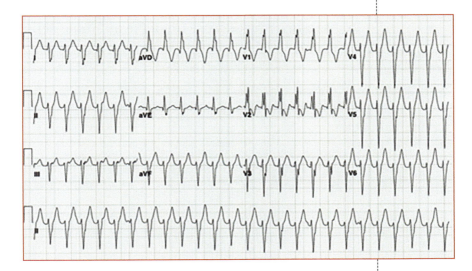

Figura 25.24.

O ECG acima mostra taquicardia com QRS de padrão incompleto do ramo direito AQRS desviado pra cima e pra esquerda sugerindo taquicardia fascicular póstero inferior, o diagnóstico diferencial será aberrancia de condução. Os critérios clássicos para diferenciar não devem ser utilizados.

Figura 25.25.

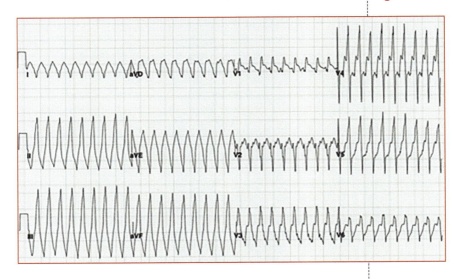

O ECG acima mostra taquicardia ritmo regular com QRS largo com freqüência de 300ppm típico de flutter e padrão morfológico bloqueio de ramo direito e transição precoce de V1 pra V2 e AQRS pra direita sugerindo a presença de um feixe anômalo septal.

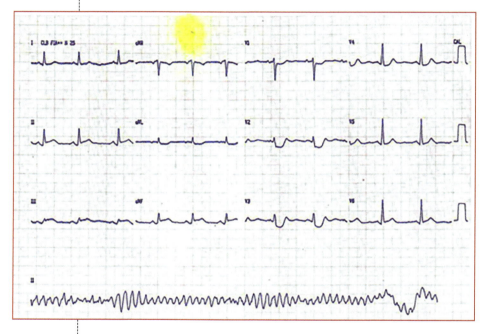

Figura 25.26.

ECG com infarto fase aguda ínfero dorsal com segmento ST imagem parabólica recíproca da região dorsal que desenvolveu fibrilaçao ventricular súbita.

TAQUICARDIA VENTRICULAR

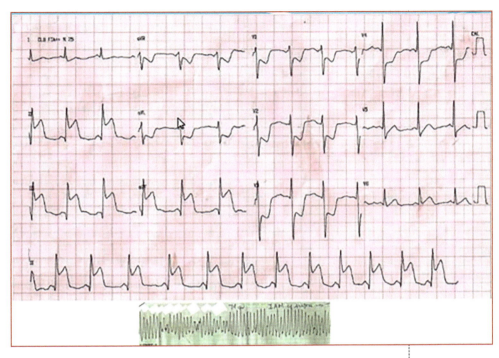

Figura 25.27.

Conforme ECG apresenta-se com infarto agudo no miocárdio ínfero dorsal com injuria inferior do segmento ST D3>D2 associado com imagem recíproca de V1 a V3 do segmento ST representando infarto dorsal, após uma súbita taquicardia sinusal preditor de complicações surgiu fibrilaçao ventricular súbita.

26

REPOLARIZAÇÃO PRECOCE

O padrão eletrocardiográfico da repolarização precoce consiste na elevação do ponto J-ST presentes em duas derivações contiguas de convexidade inferior seguidas de ondas T amplas positivas, concordante com QRS com entalhe típico no ponto J-ST de voltagem maior que 2mm com ascensão suave ao encontro da onda T, principalmente nas derivações V2-V3-V4 considerada benigna em jovens do sexo masculino e atletas bem treinados é tido como uma regra e não exceção, de natureza curiosa e benigna,em muito casos o caráter benigno, pode desaparecer durante uma taquicardia sinusal e hiperventilação, essas mudanças dinâmicas nem sempre são indicativos de isquemia miocárdica, no entanto mais recentemente tem sido associado como causa de mortes súbitas. A literatura principalmente nos trabalhos publicados mais recentemente por Haissaguerre modificou os conceitos acerca do prognóstico dessas alterações. O encontro dos padrões de repolarização precoce do ponto J e segmento ST elevados nas derivações inferiores D2-D3-AVF com imagem em espelho em AVR e depressão do segmento PR nas derivações inferiores também podem ser encontradas e nas derivações laterais V5-V6 com segmento ST retificado ascendente e horizontal é uma marca importante de risco para arritmias letais. Os mecanismos iônicos para a onda J e elevação do segmento ST associado as arritmias malignas foram baseados em gradientes elétricos entre o epicárdico e o endocárdico, nas fase 1 e 2 do potencial de ação, as arritmias são mediadas pela densidade aumentada do ITO (correntes de potássio) o qual ocorrem mais nos jovens do sexo masculino, produzindo arritmias de reentrada na fase 2 no potencial de ação.

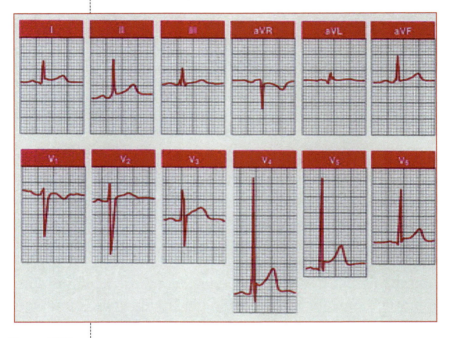

Figura 26.1.

REPOLARIZAÇÃO PRECOCE

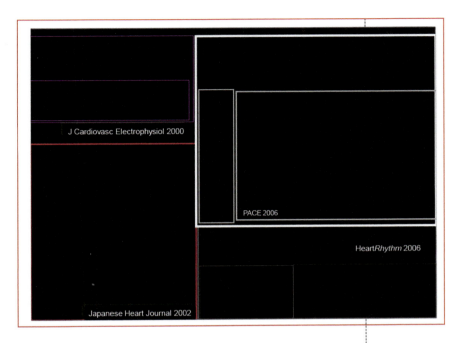

Figura 26.2.

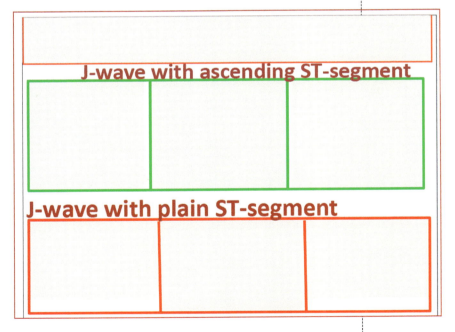

Figura 26.3.

27

HIPOTERMIA
ONDA J DE OSBORN

Na grande maioria dos pacientes com redução da temperatura corpórea com níveis inferiores a 30°C, pode-se observar no registro do eletrocardiograma um entalhe típico entre o final do QRS e inicio sem supra do segmento ST a chamada onda J com aspecto morfológico de corcova registrada nas derivações que enfrenta o ventrículo esquerdo D1-AVL-V5-V6-D2.Ocorrem também alterações associadas importantes nos potenciais de ação como redução de voltagem, ascensão lenta e redução da sua duração, surgindo uma dispersão no gradiente de voltagem entre o epicárdio e o endocárdio ocasionando condições de mecanismos de arritmias reentrante na fase dois do potencial de ação. Associa-se frequentemente bradicardia sinusal, às vezes com escape nodal e o intervalo do QT prolongado. O diagnóstico diferencial deve ser feito com a Síndrome de Brugada, Repolarização Precoce, Displasia Arritmogênica do ventrículo direito AVC e Hipercalcemia.

Ritmo de fibrilação atrial, QT prolongado e presença de onda J de Osborn típicas na hipotermia profunda, visíveis na maioria das derivações tanto no plano horizontal como no plano frontal.

Figura 27.1. Paciente acometido de septicemia apresentou hipotermia de 30 graus centigrados e o ECG revelou a onda J de Osborne, que traz um prognóstico sombrio levando a arritmias letais.

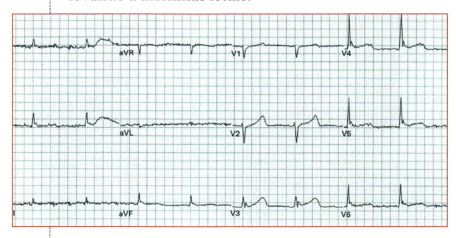

Figura 27.2. Ondas J – Alcoolismo agudo + nível de consciência reduzida

EXTRA

ECG CEDIDOS PELA CHEFIA EMERGENCIA CARDIOLOGIA HOSPITAL MESSEJANA

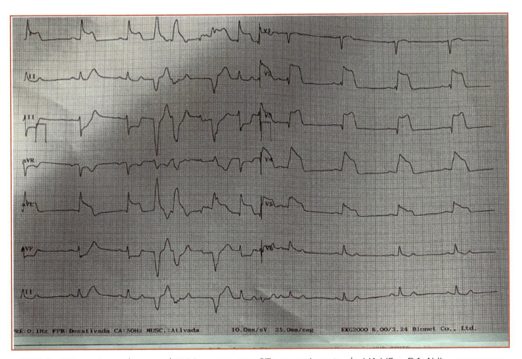

ECG 1. Ritmo sinusal normal IAM com supra ST proeminente de V1 V5 e D1 AVL , presença de extra-sístoles em pares e com imagem reciproca infra D3>infra D2.Oclusão descendente anterior proximal a 1ª Diagonal Oportuno observar o supra ST ocupar 100% de R de V2 a V5 devido ausência de circulação colateral

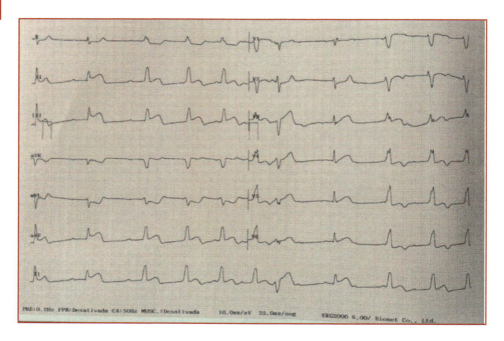

ECG 2. Ritmo sinusal com infarto parede inferior do ventrículo com PR longo associado com supra do STD3>STD2 presença de imagem reciproca de infra AVL V1 V2 V3 oclusão da coronária direita proximal. O supra ST com reduzida voltagem indica a presença de circulação colateral

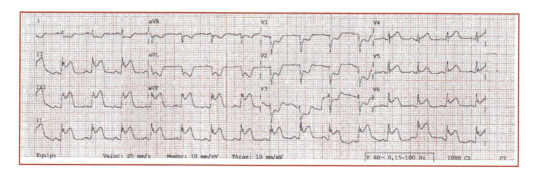

ECG 3. Ritmo sinusal normal IAM com e presença de Supra ST D3> ST D2 e supra ST de V4 V5 Imagem reciproca infra ST AVL em oposição a D3. Oclusão coronária direita longa distal ditado pelo infra ST V1 V2 V3

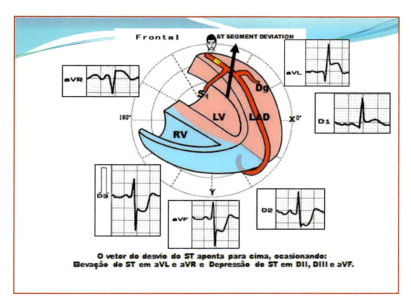

Diagrama 1. Oclusão proximal descendente anterior proximal a 1ª septal pode o vetor ST projetado plano frontal estar localizado a esquerda e STAVL>ST AVR

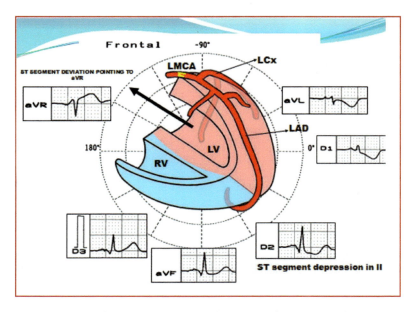

Diagrama 2. Oclusão descendente proximal a 1ª septal a projeção do vetor ST no plano frontal STAVR>STAVL

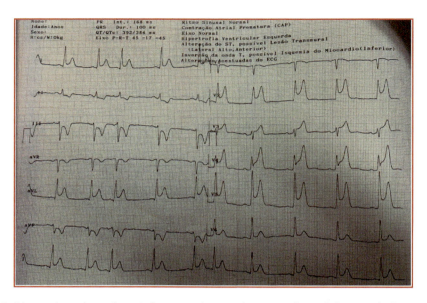

ECG 4. Ritmo sinusal regular e Infarto agudo parede Antero lateral do ventrículo esquerdo com supra ST retificado ascendente de V2V3V4V5 D1 AVL de moderada intensidade oclusão descendente anterior proximal a 1ª diagonal

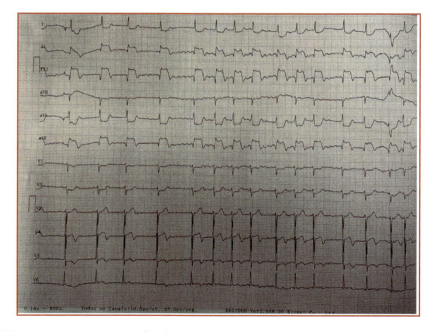

ECG 5. Ritmo irregular com fibrilação atrial associado com supra segmento ST D3>STD2 e ST em V1 isodifasico infarto inferior do ventrículo esquerdo oclusão proximal coronária direita e presença de ondas T invertidas isquemicas V5 V6 favorece oclusão associada a descendente anterior

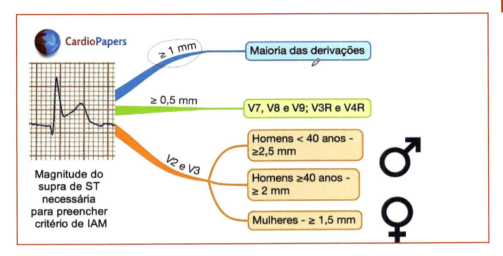

DIAGRAMA 3. As relações da magnitude supra do segmento ST necessário para preencher critério de IAM relacionando o sexo e idade

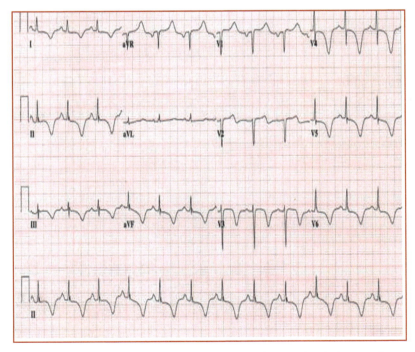

ECG 6. Ritmo regular sinusal associado com ondas T polaridade negativa, apiculada simétrica e profundas relacionadas a isquemia subepicárdica anterior e inferior do ventrículo esquerdo por oclusão descendente anterior

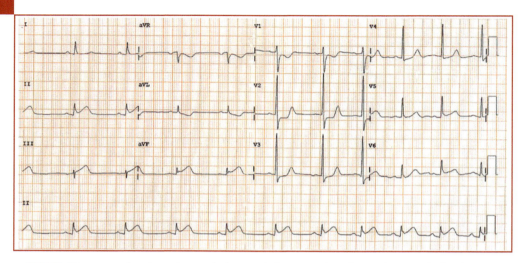

ECG 7. Ritmo regular sinusal associada com infarto agudo inferior do ventrículo esquerdo supra segmento STD2> e ST D3 DT supra V6 e R de V2>R DE V1 V3 imagem espelho da zona posterior e lateral do ventrículo esquerdo

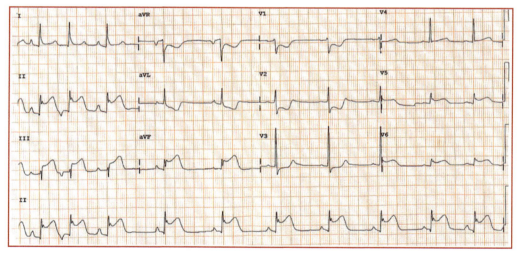

ECG 8. Ritmo regular sinusal associado com infarto inferior e lateral do ventrículo esquerdo com supra segmento ST D2>STD3 e ST supra V5 V6 por oclusão artéria circunflexa proximal projeção do vetor representativo > 60° grau pelo infra de AVL

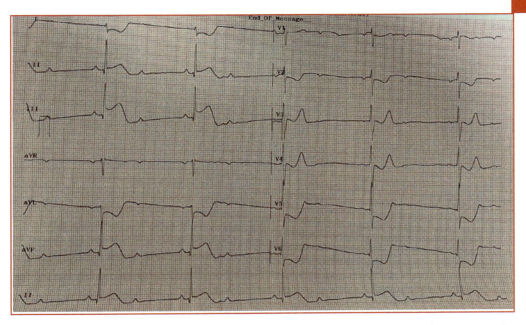

ECG 9. Ritmo sinusal regular com infarto agudo inferior ventrículo esquerdo com BAV 2° grau de 2 / 1 associado com supra segmento ST D2>STD3 oclusão circunflexa e ST infra V5 V6 indica obstrução da descendente anterior

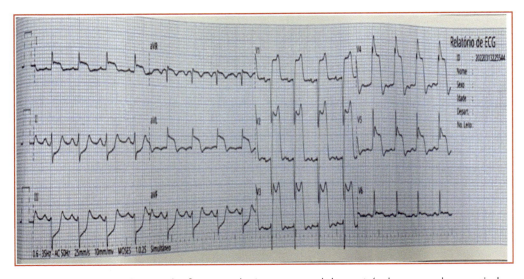

ECG 10. Ritmo sinusal normal infarto agudo Antero septal do ventrículo esquerdo associado com supra do ST V1 V2 V3 V4 V5 D1 AVL por oclusão proximal descendente anterior proximal a 1ª septal

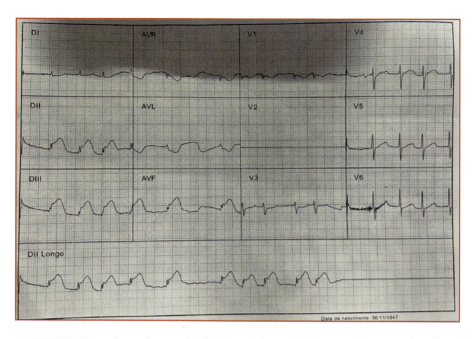

ECG 11. Ritmo irregular por fibrilação atrial associado com infarto agudo inferior do ventrículo esquerdo supra ST tipo parabólico maior risco de arritmia STD2>ST D3 e a ocorrência de asistolia ventricular súbita

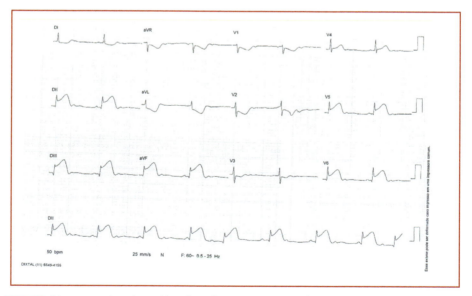

ECG 12. Ritmo regular sinusal bradicardia com BAV 2° 2 / 1 associado com infarto agudo parede inferior ventrículo esquerdo supra ST D3> STD2 Supra de V5 V6 por oclusão coronária direita longa proximal

ECG CEDIDOS PELA CHEFIA EMERGENCIA CARDIOLOGIA HOSPITAL MESSEJANA

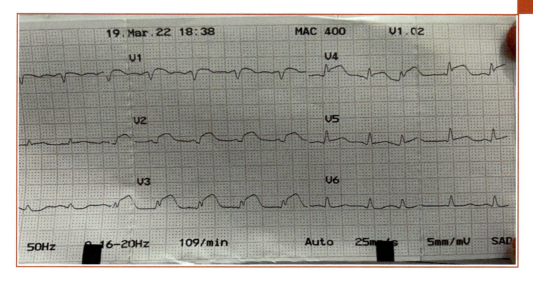

ECG 13. Ritmo irregular fibrilação atrial com infarto agudo parede antero septal associação de supra Parabolico de V1 V2 V3 V4 V5 D1 AVL por oclusão da descendente anterior proximal a 1ª septal Favorece risco arritmias de risco

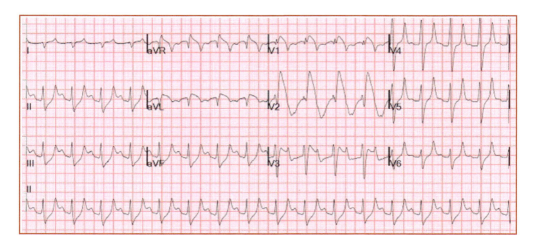

ECG 14. Ritmo regular sinusal e IAM associado com infra do segmento ST D2 D3 AVF e V3 V4 V5 V6 e ondas T polaridades positivas e simétricas com Supra em V1 V2 oclusão descendente anterior proximal a 1ª diagonal

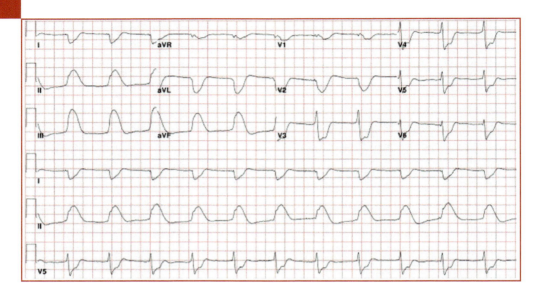

ECG 15. Ritmo regular de QRS Monofásico ST D3>STD2 AVF e infra ST D1 AVL e V1 a V6 com ausência de onda P Ritmo Idionodal por oclusão da coronária direita proximal

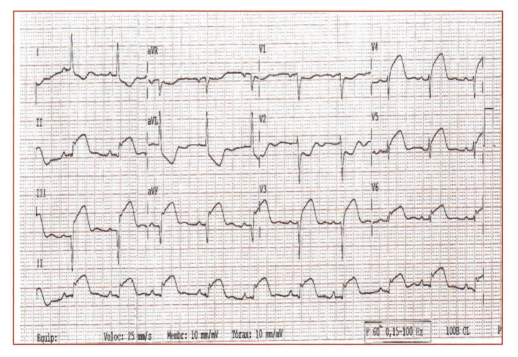

ECG 16. ECG calibre 2N Ritmo sinusal normal e IAM associado com supra do ST D2>ST D3 e supra ST V4 V5 V6 oclusão circunflexa Infra de AVL e somatório de supra parede inferior > somatório do infra de V1 V2 V3 indica oclusão proximal circunflexa

ECG CEDIDOS PELA CHEFIA EMERGENCIA CARDIOLOGIA HOSPITAL MESSEJANA

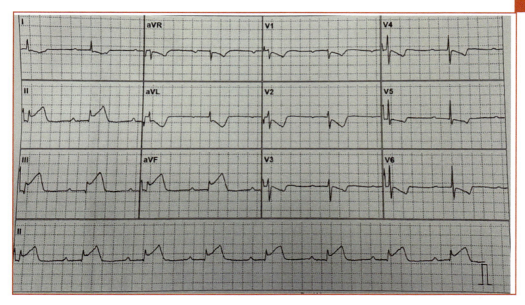

ECG 17. Ritmo regular sinusal e infarto agudo parede inferior associado com BAV 1° grau e supra de ST D3>SUPRAST D2 com infra do ST V5 V6 por oclusão coronária direita proximal T negativa V5 V6 indica oclusão descendente anterior

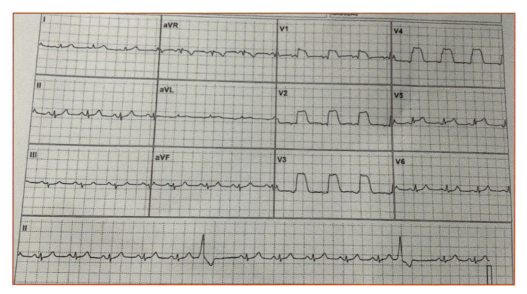

ECG 18. Ritmo regular sinusal associado com infarto agudo parede antero septal supra proeminente ST V1 V2 V3B V4 V5 DI AVL oclusão da descendente anterior proximal a 1ª Diagonal Extra sístole ventricular isolada com acoplamento longo

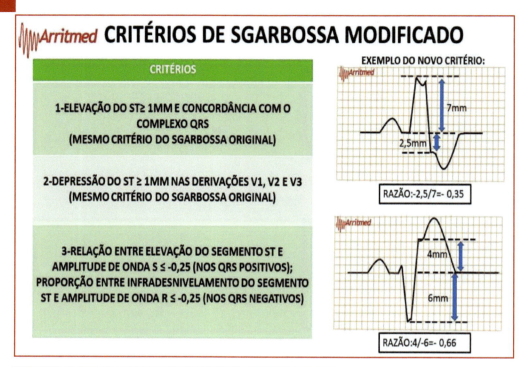

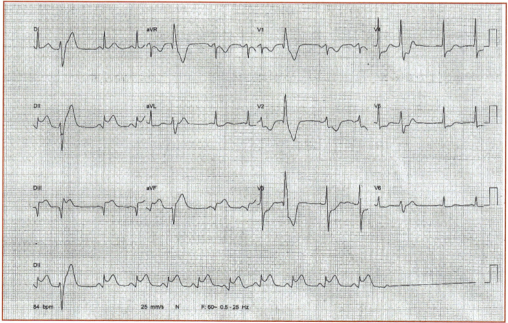

ECG 19. Ritmo regular sinusal associado com infarto agudo supra ST D2> STD3 presença de extra-sístole ventricular precoce oclusão da circunflexa e súbita assistolia ventricular após taquicardia sinusal

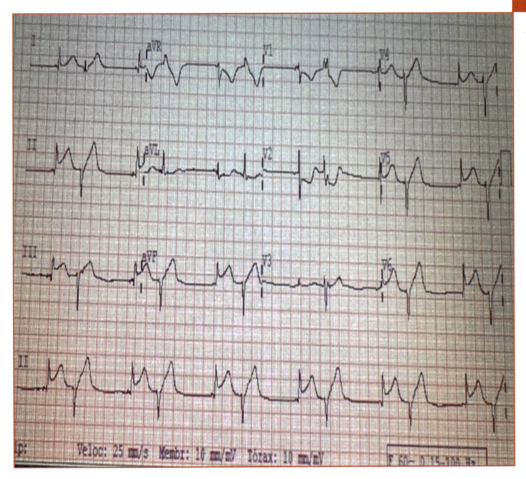

ECG 20. Ritmo isorítmico com frequência sinusal igual frequência nodal associada com infarto agudo parede inferior ventrículo esquerdo supra ST D3> ST D2 presença de extra sístole precoce com risco de arritmias letais bigeminismo ventricular

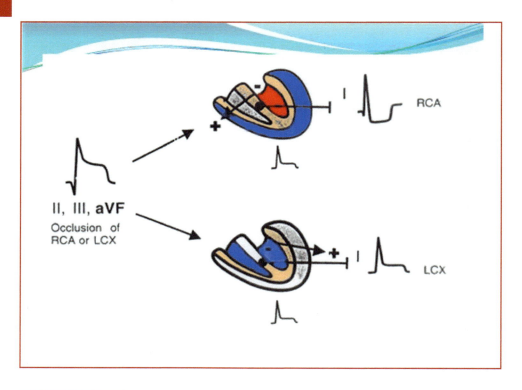

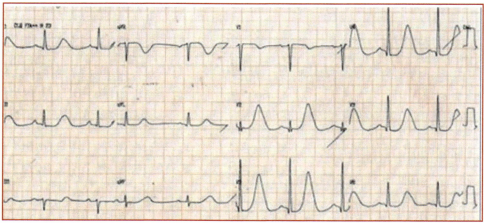

ECG 21. Ritmo sinusal normal associado com ondas T Monofasicas, largas, simétrica e polaridade positiva de V2 V3 V4 V5 V6 D1 D2 AVL por isquemia subendocárdica circunferencial com diagnostico diferencial com AVC isquemico

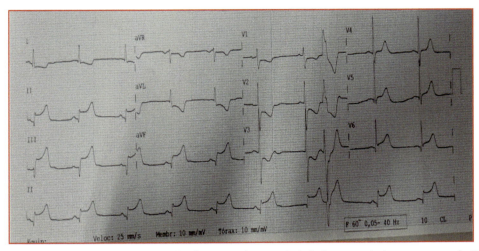

ECG 22. Ritmo regular sinusal infarto agudo parede inferior associado com supra de ST côncavo D3>ST D2 e imagem reciprocas AVL V1 V2 V3 por oclusão coronária direita distal presença de extra sístoles ventricular precoce com risco arritmias letais

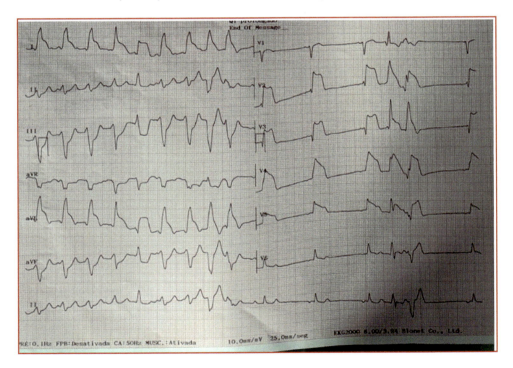

ECG 23. Ritmo irregular por fibrilação atrial associado com infarto agudo parede antero lateral supra ST V2 V3 V4 V5 D1 presença de taquicardia aberrante supra ventricular imagem espelho em D3 em relação a AVL oclusao descendente anterior proximal 1ª diagonal

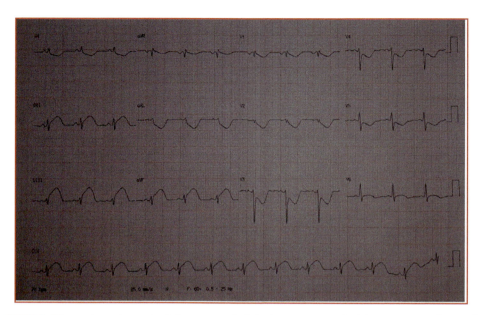

ECG 24. Ritmo sinusal regular infarto parede inferior presença de ST supra Monofasico de D3> STD2 imagem espelho AVL oposto a D3 e infra de V1V V2 V3 por oclusão coronária direita distal

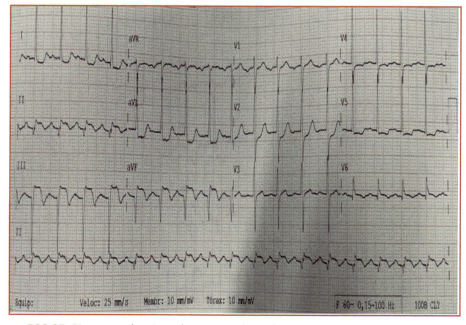

ECG 25. Ritmo regular sinusal presença de onda Q necrose D2 D3 AVF Supra de ST e ondas T negativas oclusao coronária direita fase tardia. Presença de sobrecarga ventricular esquerda padrão Strain

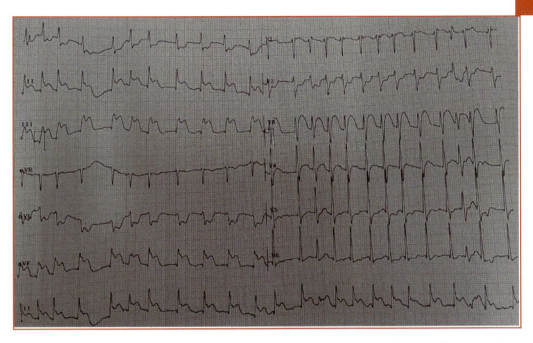

ECG 26. Ritmo irregular fibrilação atrial com resposta rápida associada com infarto parede diafragmática e supra ST D3> ST D2 e discreto supra de ST em V1 e suspeita de infarto ínfero posterior e ventrículo direito por oclusão da coronária direita proximal

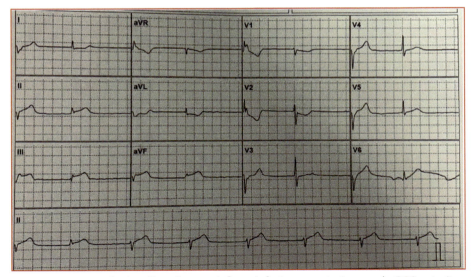

ECG 27. Ritmo regular bradicardia com infarto inferior e posterior onda QRS estreito em duração por Ritmo Escape Nodal associado com supra ST D3>ST D2 e ST V1 discreto infra V1 e suspeita do acometimento do ventrículo direito por oclusão da coronária direita proximal

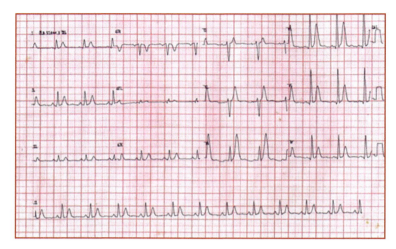

ECG 28. Ritmo sinusal normal associado com ondas T apiculada Positiva simétrica proeminente de V1 V2 V3 V4 V5 V6 D2 D3 e QT curto Isquemia sub endocárdica fase precoce infarto anterior anterior extensa por oclusao da descendente anterior proximal a 1ª diagonal

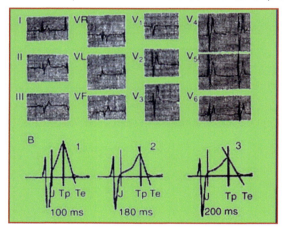

DIAGRAMA 4 A medida do QT curto deve se realizar a medida do ponto J ao pico da onda T e não ao final o contrario quando o QT é longo

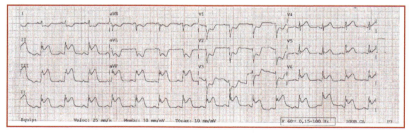

ECG 30. Ritmo regular sinusal associado com infarto inferior e lateral ventrículo esquerdo supra do ST D3 > ST D2 e ST supra de V5 V6 e imagens reciprocas V1 V2 V3 por oclusão coronária direita distal

ECG CEDIDOS PELA CHEFIA EMERGENCIA CARDIOLOGIA HOSPITAL MESSEJANA

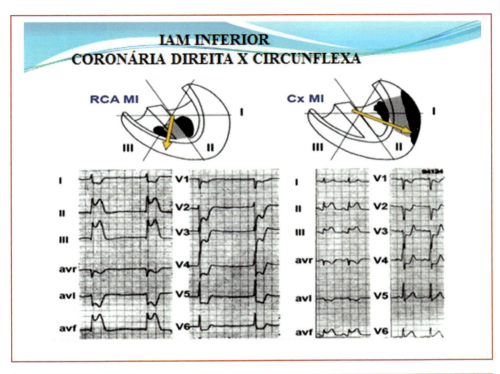

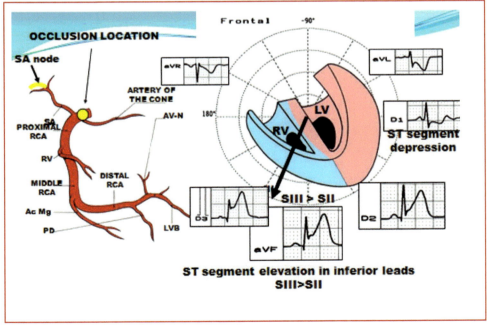

DIAGRAMA 5 Oclusão ostial da artéria coronária direita infarto agudo parede inferior STD3>STD2 atekuado por circulação colateral presente

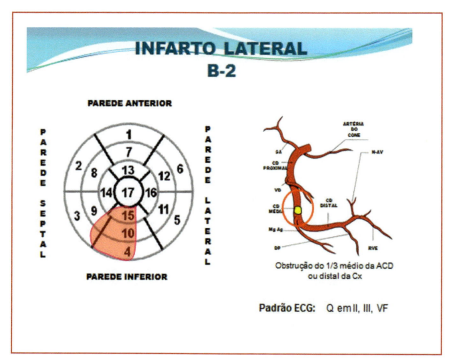

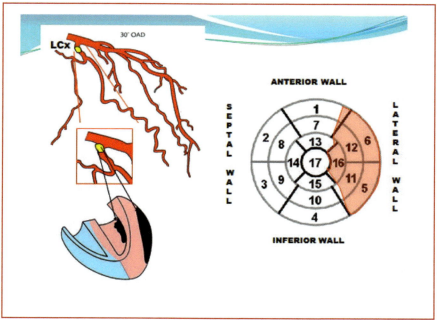

DIAGRAMA 6 Oclusão proximal da artéria circunflexa que pode apresentar alterações ST D2>ST D3 e ST desviado para direita com supra V5 V6

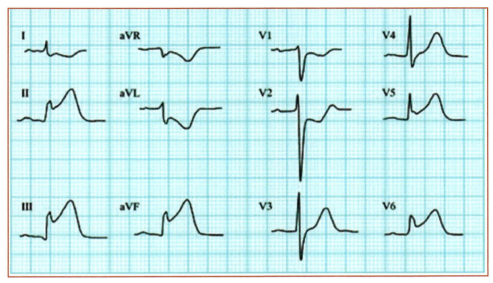

ECG 31. Supra IAM com ST D3> STD2 e ST supra V5 V6 favorece infarto ínfero lateral do ventrículo esquerdo por oclusão coronária direita proximal

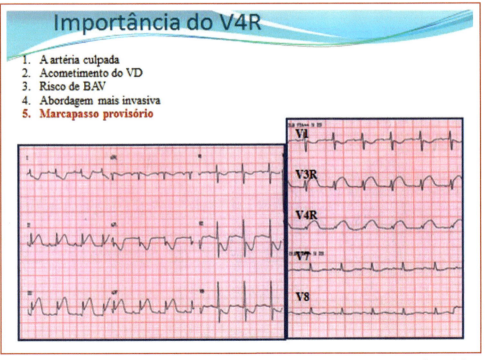

ECG 32. Ritmo sinusal associado com supra ST D3>STD2 e supra V4R V7 V8 infarto ínfero dorsal ventriculo esquerdo e ventrículo direito por oclusão proximal da coronária direita

2. Sinal de Winter ou onda T De Winter

- Winter (2008): 2% dos pacientes com oclusão aguda da DA.
- Verouden (2009):
  - Depressão do SST superior a 1mm no ponto J de V1-V6, na ausência de elevação do SST.
  - Ondas T simétricas e altas.
  - Elevação do SST (0,5-2mm) em aVR.
  - Mulheres jovens e com hiper colesterolemia.
- Atraso na condução pelo sistema de Purkinje tem sido proposto como possível explicação para esses achados.
- Mecanismo eletrofisiológico desconhecido: canais de K-ATP?

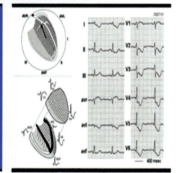

BIBLIOGRAFIA

Bayés de Luna, A. (1999). Clinical Electrocardiography: A Textbook, 2e. New York: Futura. Spanish version: Tratado de electrocardiografía clínica. Barcelona: Editorial Espaxs.

Bayés de Luna, A. (2012). Clinical Electrocardiography: A Textbook. Wiley Blackwell.

Bayés de Luna, A., Batchvarov, V., and Malik, M. (2006a). The morphology of the electrocardiogram. In: Textbook of Cardiology (eds. J. Camm, P. Serruys and J. Luscher), 1. London: Blackwell.

Bayés de Luna, A., Borras Torrada, J., Gaursí Gené, C. et al. (1971). Angina de pecho invertida. Rev. Esp. Cardiol. 24: 305.

Bayés de Luna, A., Camacho, A.M., and Guindo, J. (1989a). Silent myocardial ischemia and ventricular arrhythmias. Isr. J. Med. Sci. 25: 542.

Bayés de Luna, A., Carreras, F., Cladellas, M. et al. (1985). Holter ECG study of the electrocardiographic phenomena in Prinzmetal angina attacks with emphasis on the study of ventricular arrhythmias. J. Electrocardiol. 18: 267.

Bayés de Luna, A., Cino, J., Kotzeva, A. et al. (2006b). New ECG criteria of inferolateral myocardial infarction assessed by contrast enhanced-cardiovascular magnetic resonance based on the morphology of QRS in V1. Eur. Heart J. 27: 871. Abstract.

Bayés de Luna, A., Cino, J.M., Pujadas, S. et al. (2006c). Concordance of electrocardiographic patterns and healed myocardial infarction location detected by cardiovascular magnetic resonance. Am. J. Cardiol. 97: 443.

Bayés de Luna, A., Cladellas, M., Oter, R. et al. (1988). Interatrial conduction block and retrograde activation of the left atrium and paroxysmal supraventricular tachyarrhythmia. Eur. Heart J. 9: 1112.

Bayés de Luna, A., Coumel, P., and Leclercq, J.F. (1989b). Ambulatory sudden cardiac death: mechanisms of production of fatal arrhythmia on the basis of data from 157 cases. Am. Heart J. 117: 151.

Bayés de Luna, A., Fiol, M., and Antman, E. (2006d). The 12-Lead ECG in ST Elevation Myocardial Infarction: A Practical Approach for Clinicians. London: Blackwell.

Bayés de Luna, A.; FIOL-SALA, M. Electrocardiography in Ischemia Heart Disease – Clinical and Imaging Correlations and Prognostic Implications. Oxford: Blackwell/Futura, 2008.

Bayés de Luna, A., Goldwasser, D., de Porta, V. et al. (2011). Optimizing electrocardiographic interpretation in acute ST-elevation myocardial infarction may be very beneficial. Am. Heart J. 162: e1–e2.

Bayés de Luna, A., Rovai, D., Pons Llado, G. et al. (2015). The end of an electrocardiographic dogma: a prominent R wave in V1 is caused by a lateral not posterior myocardial infarction-new evidence based on contrast-enhanced cardiac magnetic resonance-electrocardiogram correlations. Eur. Heart J. 36: 959.

Bayés de Luna, A., Serra Grima, H.R., and Oca Navarro, F. (1983). Electrocardiografia de Holter. Barcelona: Editorial Científico-Médica.

BIBLIOGRAFIA

Bayés de Luna, A., Wagner, G., Birnbaum, Y. et al. (2006e). A new terminology for the left ventricular walls and for the location of myocardial infarcts that present Q wave based on the standard of cardiac magnetic resonance imaging: a statement for healthcare professionals from a committee appointed by the International Society for Holter and Non Invasive Electrocardiography. Circulation 114: 1755.

Bayés de Luna, A., Zareba, W., Fiol, M. et al. (2014). Negative T wave in ischemic heart disease: a consensus article. Ann. Noninvasive Electrocardiol. 19: 426.

Braunwald, E., Antman, E.M., Beasley, J.W. et al. (2000). ACC/AHA guidelines for the management of patients with unstable angina and non-ST-segment elevation myocardial infarction: executive summary and recommendations: a report of the American College of Cardiology/American Heart Association task force on practice guidelines (Committee on the Management of Patients with Unstable Angina). Circulation 102: 1193.

Braunwald, E. and Cannon, C.P. (1996). Non-Q wave and ST segment depression myocardial infarction: is there a role for thrombolytic therapy? J. Am. Coll. Cardiol. 27: 1333. Braunwald, E., Zipes, D.P., and Libby, P. (1998). A Textbook of Cardiovascular Medicine. Philadelphia: WB Saunders.

Brugada, P., Brugada, R., and Brugada, J. (2000). The Brugada syndrome. Curr. Cardiol. Rep. 2: 507.

Cabrera, E. (1958). Teoría y práctica de la electrocardiografía. México DF: La Prensa Médica Mexicana.

Cai, Q., Mehta, N., Sgarbossa, E.B. et al. (2013). The left bundle-branch block puzzle in the 2013 ST-elevation myocardial infarction guideline: from falsely declaring emergency to denying reperfusion in a high-risk population. Are the Sgarbossa Criteria ready for prime time? Am. Heart J. 166: 409.

Camacho, A.N., Guindo, J., and Bayés de Luna, A. (1992). Usefulness of silent subendocardial ischemia detected by ST-segment depression in postmyocardial infarction patients as a predictor of ReReRenRe ventricular arrhythmias. Am. J. Cardiol. 69: 1243.

Casas, R.E., Marriott, H.J., and Glancy, D.L. (1997). Value of leads V7–V9 in diagnosing posterior wall acute myocardial infarction and other causes of tall R waves in V1–V2. Am. J. Cardiol. 80: 508.

De Winter, R.J., Verouen, N.J., Wellens, H.J., and Wilde, A.A. (2008). A new ECG sign of proximal LAD occlusion. N. Engl. J. Med. 359: 2071.

De Winter, R.J., Windhausen, F., Cornel, J.H. et al.; Invasive versus Conservative Treatment in Unstable Coronary Syndromes (ICTUS) Investigators (2005). Early invasive versus selectively invasive management for acute coronary syndromes. N. Engl. J. Med. 353: 1095.

De Zwan, C., Bär, H., and Wellens, H.J. (1982). Characteristic ECG pattern indicating a critical stenosis high in left anterior descending coronary artery in patients admitted because of an impending infarction. Am. Heart J. 103: 730.

Fiol-Sala, M. and Bayés de Luna, A. (2017). Acute coronary syndrome: what is the affected artery? Where is the occlusion located? And how important is the myocardial mass involved? Circulation 136: 691.

MOFFA, P. J.; SANCHES, P. C. R. Tranchesi – Eletrocardiograma normal e Patológico. São Paulo: Roca, 2001.

PASTORE, C. A.; GRUPI, C. J.; MOFFA, P. J. Eletrocardiologia Atual. 2. ed. São Paulo: Atheneu: 2008.

Phibbs, B., Marcus, F., Marriott, H.J. et al. (1999). Q-wave versus non-Q wave myocardial infarction: a meaningless distinction. J. Am. Coll. Cardiol. 33: 576.

Sgarbossa, E.B. (2000). Value of the ECG in suspected acute myocardial infarction with left bundle branch block. J. Electrocardiol. 33 (Suppl): 87.

Sgarbossa, E.B., Pinski, S.L., Barbagelata, A. et al. (1996a). Electrocardiographic diagnosis of evolving acute myocardial infarction in the presence of left bundle branch block. GUSTO-l (Global Utilization of Streptokinase and Tissue Plasminogen Activator for Occluded Coronary Arteries) Investigators. N. Engl. J. Med. 334: 481.

Sgarbossa, E., Pinski, S., Gates, K., and Wagner, G. (1996b). Early ECG diagnosis of acute myocardial infarction in the presence of ventricular paced rhythm. Am. J. Cardiol. 77: 423. Sgarbossa, E.B., Birnbaum, Y., and Parrilo, J.F. (2001). Electrocardiographic diagnosis of acute myocardial infarction: current concepts for the clinician. Am. Heart J. 141: 507.

Stern, S. and Bayés de Luna, A. (2009). Coronary artery spasm: a 2009 update. Circulation 119: 2531.

Wellens, H.J. (1999). The value of the right precordial leads of the electrocardiogram. N. Engl. J. Med. 340: 381. Wellens, H.J.J. (2006). Recognizing those ECG that distinguish you as a smart clinician. Cardiosource Rev. J. 15: 71. Wellens, H.J. and Connover, H.P. (2006). The ECG in Emergency Decision-Making. Philadelphia, PA: WB Saunders. Wellens, H.J., Gorgels, A., and Doevendans, P.A. (2003). The ECG in Acute Myocardial Infarction and Unstable Angina. Boston: Kluwer Academic.